前立腺がん患者が放射線治療法を選択した理由

～がんを克服するために～

中川恵一・東大病院放射線治療部門部門長［監修］

前立腺がん患者会［編］
伊佐和巳　小野恒　小泉良治　木下勝栄
津川典久　松浦正忠　松崎克夫

日本地域社会研究所　　コミュニティ・ブックス

はじめに

現在、2人に1人はがん患者になる時代だと言われています。ただし、自分はならない人の方に入っていると信じて、日々過ごしている人が多いのではないかと思います。日頃、がんに対しての見識がなく、お医者さんから突然、がんにかかっていると言われて慌てふためくのが現実の姿で、私もそうでした。

私が前立腺がんと診断された時に、「いろいろな治療法がありますが、何を選択しますか」とお医者さんから尋ねられても、私にとってどの治療法が最善なのか、全く分かりませんでした。本やインターネットで検索して学び、最終的に放射線治療法を選択しました。現在治療後7年になりますが、この選択は間違っていなかったと思っています。

当時、私がA病院で前立腺がんの放射線治療を受けていたときのことです。病院の待合室で知り合った患者さんから、患者同士で「副作用」や「再発」について話し合いの場があったら、参加したいとの声が出ました。A病院には、2011年2月に「前立腺がん患者会」が設立されていることを放射線技師に教えてもらいました。放射線治療終了後、すぐに入会させて頂きました。この会は「男性限定」の患者会で、2018年6

月現在、会員数は441名です。

こうした経緯から、「前立腺がん患者会」の仲間と、患者としての体験談及び知りたかった情報・困ったときの情報を、多くの人達に知ってもらうべきではないかと考え、本として取りまとめることにしました。

本書の巻頭では、放射線治療医の澤柳医師と中川部門長に「前立腺がんの治療について」を医者の立場から説明して頂きました。

次に、患者の立場から「体験記」「Q＆A」「座談会」「アンケート結果」を掲載しました。放射線治療法を選択した理由、治療にかかった費用、医療保険、治療中に困ったこと、副作用、再発等々を、患者の実体験を基に述べていますので、前立腺がんに対して興味を持たれる多くの人達に、参考にして頂けると思っています。

前立腺がん患者会　代表　小野　恒

目次

第1章

前立腺がんの治療について

東京大学医学部附属病院　放射線治療部門
医師　澤柳　昴
部門長　中川恵一

1前立腺がんはどんな病気か

前立腺がんの患者数、死亡者数

日本において、新たにがんと診断される人、がんによって命を落とす人はともに増加の一途をたどっています。国立がん研究センターが発表している最新がん統計によると、2013年に新たにがんと診断された人は約86万人で、そのうち男性は約50万人を占めるとされています。同じく2013年に新たに前立腺がんと診断された男性は7万5千人程度で、胃、肺、大腸に続き、男性では4番目に多い結果となっています。特に高齢者を中心に罹患者数が多く、70〜74歳の男性では、最も罹患者数の多いがんと報告されています。日本人男性が生涯で前立腺がんと診断される確率は現在のところ9%、つまり約10人に1人が一生のうちで前立腺がんに罹患すると推定されます。前立腺がんはアメリカでは以前から男性で最も多いがんであり、日本も将来的に前立腺がん患者はさらに増えていく可能性があります。

一方で、前立腺がんは「おとなしいがん」としても知られ、5年相対生存率（がんと診断された人のうち5年後に生存している人の割合が、同じ性別および年齢の日本人のうち5年後に生存している人の割合に比べどの程度低いか）は90％以上とされています。死因とは無関係で、死亡後の解剖で初めて明らかになるがん、いわゆる「ラテントがん」として発見されることも少なくありません。

ただし、今後の前立腺がん罹患者数の増加により死亡者数も増加していくことが予想されます。現に、アメリカで前立腺がんは既にがんによる死亡原因の第2位となっています。また、前述の高い生存率は適切な治療が施されてこそであり、生存率が高いからこそ確実な治療が施される必要があることは言うまでもありません。

前立腺がんの性質

前立腺がんは、言うまでもなく前立腺にできる悪性腫瘍です。前立腺は男性の骨盤の中、膀胱の下方、直腸の前方に位置し、膀胱から陰茎まで連続する尿道の一部を、取り巻く形で存在します。前立腺には、精液の一部である前立腺液を分泌するというはたらきがあります。この前立腺の細胞が無秩序に増殖するようになったものが前立腺がんであり、前立腺の中でも外腺と呼ばれる辺縁に位置する領域から、その多くが発生します。

前立腺がんは、その進展に男性ホルモン、すなわちアンドロゲンが密接に関与していることがわかっています。アンドロゲンは、副腎および精巣という臓器から分泌され、二次性徴や体毛の増加、筋肉の増強などを促す作用があります。アンドロゲン自体は人間にとって欠かせないホルモンですが、前立腺がんに対してはその進展を手助けする方向にはたらきます。実際に前立腺がんの治療として、アンドロゲンの作用を阻害するアンドロゲン遮断療法（androgen deprivation therapy: ADT）が使用されます。

前立腺がんは初め前立腺内にとどまっていますが、進行すると徐々に隣接する精嚢という臓器や周囲の組織、リンパ管や血管を介して転移をきたします。転移先としては近傍のリンパ節、そして骨が多いことが知られています。頻度は少ないですが、肝臓や肺といったその他の臓器への転移もみられることがあります。

前立腺がんの症状

前立腺がんは、前述のように前立腺の辺縁に発生することが多く、内側を走る尿道を圧迫することは少ないので、それ自体による自覚症状があることは多くありません。ただし、前立腺肥大症を合併する場合には、尿道の圧迫による頻尿や残尿感といった症状を自覚することがあります。また、骨への転移がある場合には、転移部位に痛みの症状がみられることもあります。

前立腺がんの検査

前立腺がんは無症状であることも少なくないので、検診などを契機に偶然発見されるケースが多いです。もともとは前立腺がんを疑うきっかけとなるのは、直腸指診でした。肛門・直腸から検査者の指で直接前立腺を調べるというものですが、検査者の経験に左右されることもあり、直腸指診のみでは早期発見は必ずしも容易ではありませんでした。現在ではＰＳＡ検査が普及したことにより、前立腺がんの早期発見が容易となりました。ＰＳＡ、すなわち前立腺特異抗原（prostate specific antigen）とは、前立腺の細胞から分泌されるタンパク質で、いわゆる腫瘍マーカーと呼ばれるものの一つです。ＰＳＡも含め腫瘍マーカーは一般に血液検査で知ることができ、体内に存在する腫瘍細胞の量を反映するとされています。腫瘍マーカーの多くは複数の腫瘍がその上昇の原因となり、腫瘍以外の原因でも上昇することがあるため、値の上昇が必ずしもある特定のがんを示しません。しかし、ＰＳＡは前立腺に特異的なタンパク質であり、ＰＳＡの上昇は原則的に前立腺の何らかの異常を意味します。前立腺の炎症や前立腺肥大症でも上昇するものではありますが、ＰＳＡ検査は前立腺がんを疑うきっかけとして、また前立腺がんの進行具合を知る材料として非常に優秀です。その一方で、ＰＳＡ検査の普及により、本来不必要な検査や治療がＰＳＡ上昇を理由として行なわれることがあり、過剰診断・過剰治療が問題として取り上げられることがあります。

直腸指診やＰＳＡ測定によって前立腺がんを疑った場合、確定診断のために前立腺針生検が考慮されます。針生検とは、文字通り前立腺に向かって針を刺し、前立腺組織を採取するという検査です。局所麻酔を行なった後で、会陰と呼ばれる陰囊と肛門の間の部分の皮膚から針を刺すことが多いです。前立腺の複数の箇所から組織を採取し、病理診断医が顕微鏡で精査した結果に基づいて、前立腺がんの診断は確定となります。また、針生検の持つ意味は診断の確定だけではありません。顕微鏡で見た腫瘍細胞の顔つきによって、悪性度合いの高さをスコアリングします。これはGleason scoreと呼ばれ、後述のように治療方針決定の重要な材料となります。

前立腺がんの確定診断の後には、ＣＴ、ＭＲＩ、骨シンチグラフィーといった画像検査で、前立腺がんがどの程度広がっているかを評価します。前立腺がんの広がり具合によって、治療の選択肢が限られていくこととなります。ＭＲＩなどの画像検査を、ＰＳ

Ａ上昇がみられた時点で実施し、がんが疑われる場合に限って前立腺針生検を実施する、という方法もあります。

前立腺がんの治療方針

前立腺がんの治療方針は、患者ごとにリスクを評価した上で、それに基づいて決定していきます。ＰＳＡの値、前立腺がんの広がり具合、針生検時のGleason scoreといったものでリスクを評価します。さらに細かい分類もありますが、大まかに言えば低リスク、中リスク、高リスクの３つに分類されます。高リスクのほうが治療に反応しにくく、再発もしやすいという、言わば「質の悪いがん」です。

非常に早期でリスクの低い前立腺がんについては、ＰＳＡ監視療法という選択がとられることがあります。ＰＳＡ監視療法とは、積極的な治療を行なわないままフォローしていき、必要に応じて再生検を含めた再評価を行ない、進行が疑われた場合に改めて積極的治療を検討するというものです。臨床的に治療の必要がないと考えられる、おとなしいがんに対する積極的治療を減らす、という観点から提唱されているものです。

ＰＳＡ監視療法を除けば、代表的な前立腺がんの治療としては、手術療法、放射線療法、ホルモン療法が挙げられます。放射線治療に関しては後述するとして、ここでは手術療法とホルモン療法、さらにその他の局所療法について述べます。

前立腺がんの手術療法

手術療法は前立腺全摘除術というもので、文字通り前立腺および隣接する精嚢を全て摘出するというものです。摘出した後に、膀胱と尿道をつなぎ合わせます。また、手術の際に勃起機能を司る神経を温存し、術後の勃起障害を起こりにくくする手術も行なわれます。一方で、まだ明確なデータがあるわけではありませんが、神経を温存することでがんを一部取り残し、再発が起こりやすくなるのではないか、という意見もあります。腹腔鏡手術が登場したことにより、前立腺がんでも従来の開腹手術より小さい創部での手術が可能になりましたが、手術時の視野が狭く手術器具の動きに制限があるという問題点がありました。しかし、近年ではロボット支援手術によって、創部は小さいままで手術操作性が大きく向上しました。ロボット支援手術とは、小さい創部から患者さんの体内に挿入されたロボットアームを、術者が遠隔で操作するというものです。体内を立体画像として見られる、アームの自由度が非常に高い、手ぶれ防止機能があるといった利点があり、急速に普及してきています。ロボット支援手術の臨床成績に関してのデータはまだ少ないため、今後の報告が待たれています。

前立腺がんのホルモン療法

ホルモン療法は、男性ホルモンであるアンドロゲンの作用をいずれかの段階でブロックするというもので、前述のようにアンドロゲン遮断療法とも呼ばれます。従来のホルモン療法をしばらく続けていると、ホルモン療法が効かない状態、すなわち去勢抵抗性前立腺がんに陥ってしまいます。去勢抵抗性前立腺がんに対する治療はしばらく低迷していましたが、近年新規のホルモン療法剤や抗がん剤、放射性医薬品が登場し、治療成績の向上が期待されています。また、放射線治療も去勢抵抗性前立腺がんの治療選択肢の一つです。放射線治療を用いる場合は、前立腺そのものに対しての治療の他、既に転移している場合でもその数が限られているときには、それぞれの転移箇所への放射線治療ががんの制御につながるということが知られています。

ホルモン療法は単独で用いることもありますが、中リスクや高リスクの前立腺がんに対して放射線治療を行なうとき、併用してホルモン療法を用いることが推奨されています。その際、中リスクでは4～6カ月、高リスクでは2～3年ホルモン療法を継続することとなります。

その他の局所療法

局所療法、すなわち前立腺部にある病変に対しての治療としては、現状では手術療法や放射線治療が一般的です。しかし、それ以外にもいくつかの治療法が試みられています。代表的なものは、凍結手術と高密度焦点式超音波治療（high intensity focused ultrasound: HIFU）です。凍結手術は、腫瘍部分の凍結によって腫瘍にダメージを与える方法で、通常は針生検と同じように、局所麻酔をしたうえで会陰部から針を刺し、腫瘍部分を冷却し凍結させます。HIFUは、肛門より直腸に挿入したプローブ（超音波を出す器具）から焦点を絞った強力な超音波を出し、腫瘍部分のみを熱してダメージを与える治療法です。いずれの治療法も、前立腺がんと診断された後の最初の治療としては、手術療法や放射線治療より優れているという明確な根拠がないというのが現状です。しかし、放射線治療後に前立腺部のみに再発がみられた場合には、世界的に用いられている全米総合がんセンターネットワーク（National Comprehensive Cancer Network:

NCCN）のガイドラインにおいて、凍結手術やＨＩＦＵが推奨されています。放射線治療後に前立腺部に再発がみられた場合、１度目の放射線治療によって組織が傷害されているため、再度の放射線治療や手術療法は通常リスクが大きいためです。

2 放射線治療法は、どのような治療法があるか

前立腺がんの放射線治療

放射線治療は、手術療法・化学療法と並んでがん治療の三本柱の一つとなっています。しかしながら、アメリカではがん患者の3人に2人が放射線治療を受けているのに対し、日本では3人に1人程度しか放射線治療を受けていません。放射線治療を受けるがん患者は増加を続けてはいますが、日本はまだまだ放射線治療の普及が十分ではないと言わざるを得ません。

一般的に放射線治療は、手術と比較して機能や形態の温存に優れており、高齢者や合併症を有するような患者さんにも実施できる場合が多いというメリットがあります。腫瘍の種類や部位によっては、手術のほうが腫瘍を制御する力が優れているものもありますが、前立腺がんにおいては手術と放射線治療の治療効果が同等であるというかの報告があります。もちろん、進行具合やがんの性質によって治療効果が異なる可能性がありますし、手術のほうが制御に優れているとする報告もあります。しかし、特に高リスクの前立腺がんにおいては、手術よりもホルモン療法を併用した放射線治療のほう

が、良好な治療成績が得られると報告されています。ＮＣＣＮのガイドラインでも、高リスク前立腺がんの治療の原則はホルモン療法併用の放射線治療で、手術療法はあくまで限られた患者さんにおける治療オプションの一つである、とされています。さらに治療効果が仮に同等であっても、診断されてからも長くにわたって存命する可能性が高い前立腺がんにおいては、機能や形態の温存という、放射線治療のメリットがより活かされると考えることができます。また、そもそも高齢者に多いがんであることから、手術は不可能だが放射線治療なら可能、という状況も多くみられます。

体外照射と組織内照射

前立腺がんの放射線治療は、大きく分けて体外照射と組織内照射があります。体外照射は、患者さんの体の外から前立腺をめがけて放射線のビームを当てるというものです。一方で組織内照射は、前立腺の中に放射性物質を直接挿入し、発生する放射線を利用して内部から治療するというものです。それぞれ単独で用いられたり、両者を組み合わせて治療したりします。

三次元原体放射線治療

体外照射は従来、三次元原体放射線治療（3-dimensional conformal radiation therapy: 3D-CRT)が用いられてきました。この治療法は、主にＣＴ画像を用いてターゲットとする前立腺やその周囲組織を立体的にとらえ、その形状に合わせたビームを複数の方向から当てることで、正常な組織を守りながら標的（放射線を当てたい部分。前立腺がんにおいては前立腺や精嚢がこれにあたる。）に正確に放射線を当てていくというものです。放射線治療のうちの多くがこの方法で行なわれており、前立腺がんの治療としても３Ｄ―ＣＲＴを用いている施設が多くあります。

強度変調放射線治療

３Ｄ―ＣＲＴよりもさらに正確に標的の形状に合わせて放射線を当てていくことを可能にした技術が、強度変調放射線治療（intensity-modulated radiation therapy: IMRT）です。ビームの形を細かく調整できるような絞りを利用し多方向から照射することで、標的の形状に細かく合わせて高い線量の放射線を当てることを可能にしました。その際の一つ一つのビームの当て方は、人間ではなくコンピュータが計算することで、全体として最適な治療計画を実現しています。標的の形状に正確に合わせられるということは、周囲の正常な組織に無駄に当たってしまう放射線の量も最小限にすることができるということです。前立腺には膀胱や直腸といった臓器が近接していますが、これらは本来放射線を当てたくない臓器です。膀胱や直腸に当たる放射線の量を最小限に抑えることができるという点は、ＩＭＲＴの大きな利点といえます。実際にアメリカでは、前立腺がんの体外照射は90％以上がＩＭＲＴで行なわれていますが、遅れをとっているものの、日本でも前立腺がんの治療をＩＭＲＴで行なわれる患者さんは、急速に増えてきています。

体外照射はその性質上、ビームを出す方向を多くすればするほど自在な照射範囲を作ることができます。このことはＩＭＲＴにも当てはまり、ビームの方向の数を大きく増やすことができるのが強度変調回転放射線治療（volumetric modulated arc therapy: VMAT）です。私が所属する東大病院放射線治療部門では、２００８年から全国に先駆けてＶＭＡＴによる放射線治療を行なってきました。ＶＭＡＴは、治療装置を回転させながらＩＭＲＴを行なうというものなので、あらゆる方向からＩＭＲＴを行なうことに対応しているといえます。照射範囲をより自在に設定できるようになるだけでなく、ＶＭＡＴは従来のＩＭＲＴに比べて、治療時間を大きく短縮させることができます。治療時間短縮によって、患者さん自身の負担が軽減するだけでなく、治療中の患者さんの微妙な動きが減ることで、狙った場所に正しく放射線が当たること、すなわち治療の精度を向上させることにもつながります。

画像誘導放射線治療

体外照射の治療精度を向上させる技術として、他に画像誘導放射線治療(image-guided radiotherapy: IGRT)があります。放射線治療では、事前に治療計画を立てて、毎回の治療時にはそれに基づいた治療が行なわれます。治療計画時の体勢や位置の通りに患者さんに治療台で横になっていただくのはもちろんですが、微妙な体勢の違いや周囲臓器の状態の違いによって、計画時と完全に同一の状態で治療を行なうことは不可能です。この位置ずれが大きいほど、標的に十分な放射線が当たらず、周囲の正常臓器に予想外に多くの放射線が当たってしまうことになります。位置ずれを最小限にするために用いられる技術がIGRTで、毎回の放射線治療の直前にCTやレントゲン撮影などを行ない、計画時の画像とのずれの分だけ治療台を移動し、ずれを補正するというものです。

こうして治療回ごとのずれを補正するわけですが、治療中も臓器は移動することが知られています。前立腺で言えば、筋肉のゆるみや腸内容物の移動によって常にわずかに移動するとされます。そのため、前立腺内にマーカーを埋め込んでその動きを見たり、超音波検査画像でリアルタイムに臓器の位置情報を取得し続けたりすることで、治療中の臓器の動きを調べる試みもなされています。

トモセラピー

通常の放射線治療装置では、従来の治療法やＩＭＲＴの双方が可能ですが、ＩＭＲＴに特化した放射線治療装置として、トモセラピー（TomoTherapy）があります。トモセラピーもＶＭＡＴと同様に、治療装置を回転させながらＩＭＲＴを行なうというものですが、照射技術としてはやや異なり、ＣＴ検査の技術を応用したものになります。従来の放射線治療は、治療装置からは円錐状に広がるビームが出て、患者さんの位置は固定したまま治療装置のみが動きます。一方でトモセラピーでは、治療装置は扇形に広がるビームを出しながら回転し、患者さんもビームに直交する方向に移動していきます。それによって、標的にはらせん状に放射線が当たっていくことになります。イメージとしては、薄切りにした照射範囲を積み重ねていき、実際の立体的な照射範囲を構成するということです。このようにすることで、放射線を多く当てる部分、あまり当てない部分を、非常に高い自由度で設定できるようになります。また、同じ装置内にＣＴ検査装置も備えており、治療直前に同じ部屋、同じ位置でＣＴを撮影することができ、精度高くＩＧＲＴを実施できます。

自由度の高い照射範囲の設定、高精度の治療ができるため、トモセラピーは前立腺がんの治療でも用いられます。それ以外にも、複数の標的に同時に放射線を当てたい場合や、標的の中でより多く当てたい部分とより少なく当てたい部分をそれぞれ作りたい場合、非常に長い範囲に放射線を当てたい場合などに特に真価を発揮することになります。

寡分割照射と体幹部定位放射線治療

前立腺がんは、多くの線量を与えるほど治療成績が向上することが知られています。しかし、前立腺がんに与える線量を増加させることは、周囲の正常臓器に与える線量も増加させることになり、副作用を防ぐという観点から実際には線量増加には限界があると考えられます。そこで試みられている方法が、１回あたりの線量を増加させるという方法です。従来の前立腺がん体外照射では、１回あたり 1.8-2Gy で36～40回程度の回数の治療が行なわれてきました。この1回あたりの線量を増加させ、そのぶん治療回数を減らすのが寡分割照射と呼ばれる方法です。1回あたりの線量を増加させることで増強される組織の障害は、悪性腫瘍の多くでは周囲の正常臓器のほうが大きく、腫瘍制御力を上げるメリットより、副作用増加のデメリットのほうが大きいとされます。しかし前立腺がんでは、周囲の正常臓器より前立腺がん組織のほうが1回あたりの線量増加による障害が大きいとされており、単純に治療回数を増やすよりも1回あたりの線量を増やすほうが、副作用を増やさずに治療成績を向上させるのに適している可能性があります。

中でも1回あたりの線量を特に大きく増加させた治療が、当施設が前立腺がんに対し現在行なっている体幹部定位放射線治療(stereotactic body radiation therapy: SBRT)で、いわゆるピンポイント照射とも呼ばれる方法です。高精度に標的だけを照射する技術のことで、結果的に1回あたりの線量を大きく増加させることを実現しています。治療回数が多ければ多いほど、1回あたりの治療時のずれの影響は小さくなり、またさまざまな方向のずれが全体でみると平均化されていきます。しかし、治療回数が減るほど、1回あたりのずれが治療結果に大きく影響してしまうため、治療精度の担保が必要不可欠になります。当部門では前述のＶＭＡＴやＩＧＲＴといった技術をフル活用して極めて精度の高い治療を行なうことで、結果的に5回という少ない回数で治療することが可能となっています。現在当院では、根治を目的とした前立腺がんの治療は、原則5回の通院で、そのうえ1回あたり2分程度の照射時間で行なっています。治療結果のデータは現在集積中ですが、従来の治療法と比べて劣っていないという結果が海外では報告され始めています。十分なデータの蓄積はこれからですが、NCCNのガイドラインでは既に、長い期間にわたる放射線治療が困難な場合にはSBRTを考慮してよいと記載されています。

直腸を保護するスペーサー

前立腺の周囲にあり守らなければならない臓器の代表格が直腸です。直腸は前立腺のすぐ後方に位置し、前立腺に多くの放射線を当てようとすると直腸にも当たりやすくなります。直腸が放射線によって障害されると、出血などの副作用が出る可能性があり、まれにではありますが入院や手術を要する状態に陥ることもあります。前述のSBRTのような、1回あたりに大きな線量を用いる放射線治療では、特に注意が必要です。VMATやIGRTといった技術は直腸保護に非常に重要な役割を果たしていますが、物理的に前立腺と直腸の間の距離を広げる手法もとられることがあります。超音波画像を見ながら直腸と前立腺の間にゲル剤を注入することで、前立腺と直腸の間にスペースを作るという方法です。ゲル剤は放射線治療の期間中は保持されスペーサーとしてはたらき、半年程度で自然に吸収されてなくなります。人体への影響はありません。単純に直腸が前立腺から離れることになるので、当然直腸に当たる線量を下げることが可能です。それによって、実際に直腸の副作用が減ることが期待されます。当部門ではこのゲル剤を用いた放射線治療を、臨床研究という形で２０１７年４月から国内で初めて行なっています。この臨床研究で、当院では40人の患者さんにスペーサーを挿入して放射線治療を行ないました。２０１８年６月には保険診療となり、現在当部門でも通常診療での利用を目指して準備しています。

粒子線治療

これまで述べてきたX線による放射線治療以外に、前立腺がんに対して粒子線を用いた治療も行なわれています。現在臨床で実施されているのは陽子線治療と重粒子線治療です。X線の線量が体内に入って比較的浅い部分でピークとなり、深部に向けて徐々に減衰していくのに対し、粒子線はより深部で線量のピークを迎え、さらなる深部ではX線より急速に減衰するという特徴があります。つまり、X線が深さによらず組織にある程度の影響を及ぼしてしまうのに対し、粒子線は一定の深さの部分のみに集中して影響を及ぼすということです。このピークの深さを調整することで、狙った部分のみに強く照射することが可能となります。また、中でも重粒子線はX線や陽子線と比べ細胞を殺す効果が高いことが知られており、従来X線が効きにくい腫瘍に対しての治療効果が期待されています。しかし現状では、粒子線治療がX線治療よりも腫瘍の制御や副作用の低減に優れているというデータはありません。また、粒子線治療は大規模な加速器を要するため、多大な費用と場所を要するという課題もあります。一方で、2018年4月に前立腺がんの粒子線治療が保険適用となり、患者さんの自己負担が大きく減少したため、今後粒子線治療を受ける患者さんは増えていくと考えられます。

組織内照射

組織内照射には、密封小線源永久挿入療法と高線量率組織内照射があります。いずれも前立腺の中に放射性物質を直接挿入し、発生した放射線で内部から治療するものです。

前者は放射線を少しずつ発生させる放射線源を半永久的に留置するもので、後者は短時間で多くの放射線を発生させる放射線源を一定時間のみ留置するという治療法です。これらの治療法の利点としては、前立腺そのものに挿入するので、前立腺の動き等を考慮する必要がなく、安定した線量を与えられることが挙げられます。また、放射線の性質が異なるため単純な比較はできませんが、組織への影響の大きさで考えると、一般的な体外照射よりも多くの線量を与えることに相当するとされます。前述のように、前立腺がんは線量を増加させるほど治療成績が向上するとされているため、これは大きな利点といえます。一方で、組織内照射の欠点としては、麻酔や手術操作が必要となり、処置自体の患者さんの負担が大きいこと、処置そのものによる副作用が生じる可能性があること、放射線源の紛失や脱落といった事故につながる可能性があることなどが挙げられます。治療成績としては、報告によっては体外照射より優れていたとするものもありますが、同等であったとする報告や劣っていたとする報告もあります。

手術療法後の放射線治療

前立腺がんに対して手術療法を受けた患者さんのうち、残念ながら一部の方は再発してしまいます。前立腺がん手術後の患者さんは、その後ＰＳＡの値をフォローされます。前立腺全体を摘出された後なので、原則としてＰＳＡは０に近いレベルまで低下し、その後も低い状態のままで経過します。しかし一部の患者さんでは、一度下がったＰＳＡが再度上昇してくるという現象がみられます。基準以上までＰＳＡが再上昇してしまった状態のことを、ＰＳＡ再発や生化学的再発と呼びます。画像検査で明らかでなくても、体内のどこかに前立腺がんの組織がわずかに残存していることが予想される状態です。このような患者さんで遠隔転移が疑わしくない場合には、救済放射線治療が考慮されます。救済放射線治療とは、手術前に前立腺や精嚢が存在した領域に対して行なう放射線治療です。前立腺がんの組織が残存している可能性が高いのは、もともと前立腺や精嚢があった場所だろうという考えに基づいた治療で、この救済放射線治療によって実際に生存率が向上すると報告されています。

また手術直後の段階で、わずかに腫瘍が残っていると予想される、腫瘍の広がりが大きかった、というような、再発のリスクが高いと予想される患者さんに対して、あらかじめ放射線治療を追加することがあります。これを補助放射線治療といい、照射する範囲は救済放射線治療と同様です。再発のリスクが高いと予測された患者さんは、あらかじめ補助放射線治療を受けることで、その後のＰＳＡ再発を減らすことができたという報告があります。

塩化ラジウム内用療法

先に述べた去勢抵抗性前立腺がんのうち、骨への転移があるものに対して、塩化ラジウム内用療法を用いることができます。この治療は、ラジウムという元素の放射性同位体の一つ、ラジウム―２２３の塩化物を患者さんの血管から注射するというものです。放射性同位体（ラジオアイソトープ：RI）とは、周囲に放射線を放出する元素のことで、ラジウム―２２３はα線という放射線を放出します。ラジウムという元素はカルシウムと似た性質があり、血管から注入されると骨に、特に転移があるような代謝が盛んな部分の骨に集まっていきます。集まった場所でα線を放出し、周囲の細胞を傷害するのです。α線はエネルギーの高い放射線であるため、細胞を殺す効果が高いことが知られています。一方で、α線は紙１枚でも止まるほど物を通り抜ける力が弱いため、塩化ラジウムを注射された患者さんの周りにいる人はもちろん、転移のある骨以外の正常な組織にもほとんどダメージを与えないという性質があります。つまり、病気がある場所には高い効果を発揮しながら、正常な組織には影響が少ないという、非常に便利な特徴をもった治療といえます。

実際に、骨への転移がある去勢抵抗性前立腺がんに対して、塩化ラジウム内用療法を行なうと、副作用を増やすことなく生存期間を延ばすことができたと報告されています。

PSMAをターゲットにした内用療法

塩化ラジウム内用療法のように、体内に放射性医薬品を投与し、特定の組織に集積させて発生した放射線で治療する方法を、内用療法といいます。まだ臨床研究段階ですが、転移のある去勢抵抗性前立腺がんに対して、塩化ラジウム内用療法の他にも放射性同位元素を使った内用療法が試みられています。前立腺特異的膜抗原（prostate specific membrane antigen: PSMA）をターゲットとした治療です。ＰＳＭＡは、ＰＳＡ同様に前立腺の細胞のみにあるとされているタンパク質です。このＰＳＭＡに結合する性質を持った物質に、放射性同位元素を結び付けた状態で血管から注入します。すると、全身にある前立腺がんの細胞のみに選択的にこの医薬品が結合し、発生させた放射線でがん細胞を傷害します。塩化ラジウムは骨の転移病変のみへの効果ですが、理論上この治療なら、骨に限らず全身のあらゆる転移病変に効果を発揮することになります。

生存率などの結果が出るにはまだ時間がかかりますが、治療後のＰＳＡ低下や転移病変の縮小がみられたとする報告が出始めています。

多様な治療選択肢

現在、医療の進歩とともに、前立腺がんの治療選択肢の幅は大きく広がっています。医療従事者が十分に情報収集をし、患者さんにさまざまな選択肢、その利点と欠点を説明・提案するのは当然のことです。しかし、患者さん本人もある程度の知識があったほうが、最適な意思決定につながるのではないかと考えます。異なる立場からの意見が必要だと感じた場合には、積極的にセカンドオピニオンを利用することも重要です。

第２章

前立腺がん患者会　がん体験記

前立腺がんと診断された患者６人による体験記。治療法の選択、治療の実態、副作用、費用・医療保険についてや、現在の心境なども記してもらいました。

立原　伸（仮名）／市川太郎（仮名）／小野　恒／
木下勝栄／高岡誠一（仮名）／津川典久

私のがん体験記

立原　伸（仮名）

私の父は、晩年、前立腺肥大から前立腺針生検によってがんが判明し、高齢であったことからホルモン注射による治療をしながら老衰で天寿を全うした。

私は父のことがあり、50代半ばから人間ドックのとき会社からオプション検査の補助もあり、オプションとして前立腺検査を加えていた。50代後半から前立腺肥大の所見が出始め、ＰＳＡは０・15前後の検査結果で推移していた。

60歳の時の人間ドックで泌尿器科の再検診の指導が出たが気乗りせず、一年間放置していた。翌年の人間ドックでまた再検診の指導が出たためＢ大学病院を受診したところ、精密検査の針生検を勧められた。しかし過去に父がこの病院で針生検を行ない、退院後自宅で下血し救急車を呼び出血多量のため輸血をする事態になったことがあった。このことが脳裏に浮かび、針生検への恐怖から針生検の緊急度を医師に確認したところ緊急ではないとのことで一旦見送ることにした。

翌年（61歳）の人間ドックでＰＳＡの数値が高くなっていたため人間ドックの医師か

ら泌尿器科で精密検査を受けるよう強く指導された。精密検査を決心し人生初めての2泊3日の入院となり、針生検（14検体採取）を受けることになった。

針生検の話を聞いたりネット検索したりすると麻酔注射が痛いとか、生検自体が痛いとか、また父の下血のこともあり不安とせめぎ合いながら入院を迎えた。

入院初日は検査担当の医師の問診と翌朝の検査について、検査は金属音と共にドンと突き上げられるような感じがしますが、麻酔が効いているので痛くはないので安心していいとの説明を受けた。普通に食事をとりシャワーを浴び、慣れない6人部屋で就寝。消灯時間も早く、周りの音も気になり、なかなか寝付けないが持参した耳栓のおかげでいつの間にか朝を迎える。

いよいよ針生検当日、検査準備として浣腸で腸をきれいにしたあとストレッチャーで手術室に向かい、手術台で麻酔注射などをして、いよいよ針生検が始まる。麻酔注射も針生検もまったく痛さはないが、昨日の説明通り弾ける金属音とともにドンと突き上げられる感覚が体に伝わる。1回2回3回……あと3回あと2回あと1回と数えていると、「終わりましたよ」の声にホッとする。ストレッチャーで病室に戻ると看護師から「麻酔が切れて痛くなったら痛み止めを出します。それから、排尿と排便のとき血が混じりますからビックリしないように」と言われベッドで安静にしていた。出血も軽く収まり、翌日午前中に退院となった。

その後、検査結果の受診をしたところ、担当医師からPSAが6・76で初期の前立腺がんが見つかったと告げられた。

見つかったがんの状況について簡単な説明と治療法について手術か放射線療法の二つの治療があるとの大まかな説明があり、「詳しくはインターネットにたくさん出ていますから検索してみてください」と。どの治療法を選択するかは本人が決めてくださいと言われ、ただ骨盤など骨への転移が怖いので骨シンチグラフィ検査をしておきましょうと予約をした。

がんの告知を受けて、病状や治療方法について医師から丁寧な説明があると思っていたところ、「詳しくはインターネットで……」との言葉にビックリ。担当医がそうなのか、最近の医師がそうなのか、この病院がそうなのか？？？

ある人が言っていた「本来患者のために医者がいる。患者につくしてこそ医者である。なのに医者は自分の方が偉いように思って威張っている」と。

後日骨シンチグラフィ検査の結果と今後の方針について受診すると、骨への転移はなかったことに一安心する。今後の進め方については、この病院はダビンチ手術と放射線のＩＭＲＴ（強度変調放射線治療）は対応していないためがんセンターを紹介され、紹介状と検査データを預かりがんセンターを受診することにした。

がんセンターで受診したところ、担当医の話は手術ありきのような説明で違和感を覚えたため、治療方針は次回の受診の時に見送った。手術となると相応の入院期間とその後の通院、そして後遺症や副作用も多いと聞く。入院となると一番妻に負担がかかるし、仕事との折り合いもどうするかがあった。また、このがんセンターの手術ミス報道があったこともあり決断がつかなかった。そして何より私のがんの状態と治療方針について納得のいく話を聞くことができていないため、セカンドオピニオンをすることにした。

セカンドオピニオンはいくつかの病院の中から私の意図をくんでいただき、がん専門病院の泌尿器科を紹介してもらい受診した。セカンドオピニオン担当医師からいくつかの治療方法と共に私のがんに対して治療法の向き不向きを説明していただき、質問にも丁寧に答えていただいた。そして、私の場合はある意味たまたま見つかった（針生検の仕方によっては見つからないこともあるとのこと）初期のがんで、がん自体も大人しくがんの進行も遅いことから直ぐに治療せず、毎年針生検をして経過観察をする方法もある等々、とても丁寧で納得のいく説明を受けることができた。

妻と相談し、家庭・仕事のことを考え、まず一年の経過観察をすることにした。また治療方法は手術ではなく放射線治療をベースに検討することにした。がんセンターの医師にセカンドオピニオンを申し出たとき少しいやな顔をされたが、セカンドオピニオンはしてよかったと思う。むしろセカンドオピニオンをすべきと思う。東大病院放射線治療部門部門長の中川恵一医師は、セカンドオピニオンの必要性と共に、たとえば前立腺がんであるならセカンドオピニオンを同じ泌尿器科ですると落ち込んでしまったり、治療はたいがい手術になるため、セカンドオピニオンは放射線科でしたほうが良いとアドバイスされている。

一年後、B大学病院で針生検を再びする。針生検直前のPSAは9・90で針生検の結果は、がん細胞が前回の反対部位からも見つかり増殖していたため、医師から治療を始めたほうが良いと言われた。

一年の経過観察の間、治療方法についてセカンドオピニオンの医師のアドバイス、そして本やインターネットで調べていて高精度放射線治療のトモセラピーに行きつき、治療の時間帯の柔軟性と治療実績のあるA病院を選択した。トモセラピーはCT（コンピューター断層投影装置）と放射線治療装置を一体化したアメリカの治療機器で、断層画像で照射部位を特定し放射線を照射するため、正常組織への影響を抑え、副作用が少ない。

治療をするA病院では検査後治療スケジュールが組まれ、週５日を1クールとして8週に渡り連続して合計38回のトモセラピーによる放射線治療をした。

治療は15～20分程度で、照射基準となる目印を左右下腹部にマーキングをして、ＣＴのようなトモセラピー装置に入りじっと動かないでいると前立腺の照射部位を画像で特定し放射線を5分程度照射して痛くも熱くもなく終わる。治療にあたっては排便がされガスが溜まっていないことと膀胱にある一定量の尿が溜まっていることが条件であった。治療の時間と排便のタイミングがうまく合わなく排便するまで治療を待ったり、看護師が腸内のガスを抜いたこともあった。会社勤務をしながらの治療で食事制限もなく、晩酌もして普段通りの生活をしながらまったく痛みもなく治療を終えた。

治療後３カ月に一度の定期検査があり採血によるＰＳＡ数値と６カ月ごとのＭＲＩ画像を基に担当医の問診。この３カ月ごとの検査は2年間続き、順調であれば検査は６カ月に1度と少なくなっていくと聞いている。

ＰＳＡは治療後３カ月目が２・３４４、治療後１年目が１・２２９、治療後１年９カ月目が０・８３５と順調に推移している。担当医は、ホルモン療法をしている人と比較するとＰＳＡが高いが問題ないと言う。

頻尿については、治療初期は昼間多いときで２時間に１回、就寝中は３〜４回トイレに行っていたが、２年を経過した今は、就寝中で１〜２回になっている。

副作用というと治療後２カ月くらいからＥＤ傾向となり、射精量が減少し、１年過ぎにＥＤになり、医師からＥＤ治療薬の処方の話があったが利用していない。医師から治療２年前後に直腸から出血することがあると言われたが、血尿も下血もなく過ごしている。

欧米ではがん治療の主流は放射線治療と聞くが、日本では手術が主流である。最近ではダビンチなるものが出現し、その傾向はより一層に思える。また放射線医師の数も外科医師に比べると極端に少なく、医療報酬の違いもあり、なかなか放射線治療が認知普及されづらい環境にあるが、放射線治療はより安全でより確実性の高い治療へと進歩している。

私自身、トモセラピーで治療して本当によかったと心の底から実感している。

前立腺がん治療について

市川太郎（仮名）

私は現在63歳で、定年後嘱託社員として生命保険会社に勤務しています。私が前立腺がんに罹患していると判明したのは、今から３年半前の４月、ちょうど定年を迎える直前でした。会社の健康保険制度に人間ドック割引があったので、定年前に受診しました。今から思うともっと早くせめて50歳くらいで受診しておくべきでした。早期に発見されれば、軽い状態なので早く治ることと、余分な生命保険料を支払わずに済んだためです。私は長い間、会社でＦＰという仕事を担当していましたので、金銭面の観点からもお伝えしたいと思います。

私の父は、70歳のときに前立腺がんが見つかり、手術しました（今から20数年前）が、当時の若い執刀医が誤って前立腺近くの小腸を切ってしまい、大量出血し、あわやということがありました。その後、無事に過ごし、別の病気で天寿を全うしましたが、その手術のことが頭にあり、将来もし自分が前立腺がんにかかったら、絶対に手術はいやだと思っていました。当時は放射線治療がまだ少なかったようです。

3年半前の2月に、人間ドックのオプションでPSA検査を受けました。追加料金は3000円くらいだったと思います。単に血液を採取するだけです。その検査結果でPSA値は、がんの目安の4を超えた6という数値でした。医師からは、がんの確率は5分5分だと言われました。しばらく様子見をしますか、それとも針生検をしますかと言われましたが、即答で、針生検を選択しました。もし、そのとき、針生検を受けていなければ、私の人生は、もうすぐ終わりだったでしょう。

4月の上旬に針生検を受けました。2泊3日で、初日に病院に入ってから、すぐに検査手術をしました。私の場合は、まず最初に脊髄に麻酔の注射を打ちました。全く痛くなく驚きました。そのうちに下半身がぼわーっとしてきました。私には麻酔がかかるのか心配でしたが、普通にかかりました。そして仰向けになり、肛門近くの前立腺に鉄砲のような大きな音がする針を打ち込まれました。怖かったのですが、麻酔が効いているので、全然痛くなく、お尻をチョコンと触られているくらいの感覚でした。

針は12回打ち、一瞬にして組織を採ります。10分足らずで終了し、その後、丸1日ベッドに寝ている状態になるため、尿道に管を付けられました。麻酔が効いているので、そのときは全く何も感じませんでした。しかし、5～6時間して麻酔が切れてくると何ともいえない違和感が生じ、その夜は鈍痛でほとんど眠れませんでした。翌日、看護師さんが管を取ってくれたときは一瞬ぎゃっと叫びましたが、ほっとしました。血尿が約１週間続きましたが、その後は元に戻りました。翌日夕方退院し、検査結果は２週間後とのことでした。因みに、この検査入院はほとんどの生命保険会社で入院・手術給付金の対象になります。各社の契約の約款によります。

２週間後、検査結果が判明しました。ステージⅢ程度のようなので、さらに精密検査を受けるように言われ、ショックを受けました。頭が真っ白になり、ヤケクソ状態になりました。父親や２人の叔父も前立腺がんにかかったこともあるので、やはりこれは遺伝なのだと思いました。かなりの高確率で遺伝するそうです。その後、骨シンチグラフィ（注射を打って全身の骨への転移がないかどうかを調べるもの）、拡大のＭＲＩ、ＰＳＡ検査などを行ない、最終的に、ステージⅢ、骨への転移はないものの、小腸や膀胱にまで接している状態（がんが大きくなり、浸潤しているとのこと）で、手術ではもう治らないと言われました。私は最初から、手術はいやでしたので、逆にほっとしました。

治療は放射線が中心だろうとのこと。私は、いろいろ調べ、重粒子線治療かＩＭＲＴ（強度変調放射線治療）のどちらかと思っていました。ただ、検査時の４人の医師から重粒子線治療はまだ結果があまり出ていないので、良いかどうかよくわからないと言われました。会社では、重粒子線治療の良さをさんざん勉強してきましたので驚きました。まだ新しいからだと思います。現在は健康保険の適用があると思いますが、当時は適用外でしたので、３００万円以上かかりました。私は最初からA病院のＩＭＲＴを受けるつもりでしたので、紹介してもらいました。中にはお腹に金属を埋め込んでそこに放射線を当てるという治療もありましたが、ＩＭＲＴはなんらお腹を傷つけることはありませんので、治療に関しては安心でした。

そして、６月から治療が始まりました。がんが大きくなっていたので、半年間、まず女性ホルモン治療をしますとのこと。具体的には、毎日薬を飲み、2カ月に1度注射を打つというものでした。この治療で、まずがんを小さくし、勢いを抑えてから、放射線治療をするという計画でした。ホルモン注射は、お腹に打ちますが、インフルエンザの予防注射みたいなものです。少し痛いだけです。しかし、投薬が意外に辛かったです。飲んで2日目あたりに、つわりのような症状が現われました。私は男性ですので経験がないのですが、そうらしいです。また胸が大きくなると言われていましたが、私はもともと太っていましたので、たいして気になりませんでした。また、頭髪が増え、体臭も減りました。今はもとどおりです。筋肉は確実に衰えました。要は当時の治療中は心身ともに少しですが、女性らしくなったのです。この治療はかなり高額です。注射は1回につき保険適用でも4万円弱です。つわりのような症状やホットフラッシュは1週間くらいで慣れてきました。半年間、ただ薬を飲みました。

翌年1月から放射線治療が始まりました。土日を除く毎日、19時半からの治療です。絶対に休めませんので、人生初めてその間だけは緊張したのか、風邪も引かず、咳も全く出ませんでした。1回くらいは休んでも大丈夫だそうですが、毎日決まった時間に遅れずに通院するのは大変です。会社に少し無理を言って、17時までの勤務にしてもらい、余裕をもって最寄り駅へ行き、必ず喫茶店でコーヒーを飲みました。

治療中はおしっこを溜め、大腸はからにしないといけません。おならも禁物です。皆さん、そのあたりを苦労されていました。私も38回の放射線治療のうち、10回くらいは、おしっこが溜まっていなかったり、大便が出そうになったり、ガス抜きをさせられたりもしました。大便だけするつもりが、おしっこも出てしまうと、溜まるまで待つのです。治療そのものはただ、ベッドに寝ているだけです。治療の1週間前にお腹にマジックインキで罰点を書かれました。この罰点を目がけて放射線を放つそうです。お風呂ではそうっと洗っていました。薄くなってくると罰点を上書きされました。さて放射線治療はベッドに寝ているだけで、正味5分かからないくらいです。ただ、自分のお腹の上で、機械がガラガラ回っているだけです。今でもその音は耳に焼き付いています。治ってくれと念じていました。病院にいる時間は通常、待ち時間や会計を含めても50分くらいです。毎日通院するのが面倒ですが、全く痛くありませんので、良かったと思います。毎日同じ時間に通いますので、同じ患者さんといろいろな話をしていました。多くの方は私より年上です。寒い時期でしたが、38回目の時はなぜか寂しくなりました。これで通院しなくても良いのか、果たしてこれで治ったのかと心配でした。

毎回の料金は1万円強です。しかし、会社の健康保険で予め、「限度額適用認定申請書」をもらっておけば、350円くらいを毎日窓口で払うだけで済みます。もらわないと1万円以上を毎日支払うことになります。もちろん高額療養費が還付されます。けちな話ですが、治療は丸2カ月かかります。月初めから始めると、2カ月で終わるので、高額療養費の還付を考慮すると自腹が少なくて済みますので、月初めからの治療がお勧めです。月の半ばから始めると3カ月にまたがってしまうのです。

なお、私の場合、3大疾病にかかると、保険金がもらえるという生命保険に加入していました。保険料は高額でしたが、がんという診断を受けると一時金がどかんと支払われます。また、がん保険にも加入していましたので、さらに支払われました。お金の話でやや不謹慎ですが、支払った保険料よりもかなり多くの保険金をもらいました。治療費も検査で20万円、ＩＭＲＴで50万円、ホルモン治療で30万円、その他10万円くらいでしょうか。その後の検査で今後を含めて１００万円、通院費用で10万円強でしたが、健康保険の高額療養費還付を考慮すると自腹は30万円かかっていないと思います。生命保険は保険料を支払っていますが、多くの戻りがありました。宣伝ではないですが、がんになる確率は60％以上ですから、がんに関する保険は絶対に加入しておくべきです（ただ、がんにかかる年齢は相当高齢の方も多いですが）。がんと宣告されたとき、ショックでしたが、頭の中で、保険金がもらえると思うと心強かったのです。

治療を終え、今では3カ月に1度の尿に関する検査と6カ月に1度のＰＳＡ検査およびＭＲＩ検査をしていますが、がんの方は概ね順調なようです。ただし、医者は治ったとは言えないとのことです。ＰＳＡ値は治療直後の０・００1から０・4くらいに上がっているので心配なのですが、ホルモン治療をしていない場合、ある程度までは上がるそうです。一方、尿道に関して、やや痛みが残り、薬を飲んでいます。

この放射線治療が良かったかどうかは、人生の終わりのときしかわかりませんが、今は良かったのではないかと思っています。がんは、早期発見、早期治療であれば、かなりの確率で治る病気です。忙しい、面倒だから、怖いからということで検査をしていない方は、すぐにでも検査を受けるべきです。治療法はたくさんありますので、見つかったらそのとき、いろいろな方のアドバイスを受け、真剣に考えれば良いのではないでしょうか。

前立腺がん体験記

小野　恒

私がＰＳＡ検査を受けようと思ったのは、会社の健康診断項目の中に、オプショナル検査として、ＰＳＡ検査があり、それは５００円払えば血液検査だけで前立腺がんの疑いがあるかどうかの結果が分かるとの事を知ったからでした。50歳を超えてから特に前立腺がんの話題を、テレビや新聞・雑誌等で見聞きする機会が増えてきたので、そろそろＰＳＡの値を掴んでいた方が、前立腺がんに対して、心配せずに安心した生活をおくれるのではないかと考えたからです。

54歳から60歳までのＰＳＡの数値は、４・０以下に収まっていたので、前立腺がんに対してはまったく気にせずに過ごしてきました。しかし61歳の時の検査で、ＰＳＡ値が４・８になり、健康診断時の担当医から泌尿器科での再検査を受けた方が良いと言われ、病院への紹介状を書いてもらってすぐに、再検査をしました。泌尿器科の医師に、いきなり肛門から指による触診検査を受けましたが、まったく想定外でしたので、かなりびっくりしました。その結果は、異常はないだろうとの判断でしたが、ＰＳＡ値４・８と少し高いので、念のため「針生検」をして確認してみようとの事で検査入院をしました。針生検の結果は、11カ所中3カ所でがん細胞が見つかってしまったので、他に転移がないか骨の検査も行ないましたが、幸い転移はないと言われ少し安心しました。

今後の治療法をどうしたら良いか医師に聞いたところ、前立腺がんは進行が遅いがんなので、高齢者の方はしばらく様子を見ながら定期的にPSA検査を受ける様子見の選択肢もあります。しかし心配でしたら標準治療、①手術 ②放射線 ③ホルモン注射の3つの治療法から自身で選択して欲しいと言われ、それぞれ概要が書いてあるパンフレットをもらいました。なにせ初めての経験で、身近に相談する人もいなくて、皆目見当がつかずどうしたらよいか焦りましたが、自分でしっかり勉強して、最良の結論を出すべきだろうと思いました。

通院している泌尿器科の待合室で、先輩患者さんが「毎月ホルモン注射を打ってもらいにきていて、結果は順調だよ」と話しているのを聞いて、ホルモン治療法も良いのではと思ったりしました。また趣味の会「男の料理」教室の仲間から、数年前に放射線治療を受けて、2カ月入院し費用も300万円程度かかったが、結果は良好だったよとの話も聞きました。手術をした経験のある方に、直接話を聞くことはできませんでしたが、何となく不安で手術だけはできたら避けたいなと思うようになりました。

本とネットでいろいろ調べてみて、私としては、「放射線治療」を選択する気持ちに徐々に傾きました。担当医に、「放射線治療を自宅から近い、是非この病院で受けさせて欲しい」と言ったところ、「私も放射線治療がベストの選択だと思っている。ただこの病院では、前立腺がん治療のようなピンポイントの治療はできないので、実績が多いA病院を紹介するから考えてみなさい」と言われました。「A病院は、あなたのように昼間働いている人のために、夜10時まで治療を受けることができるので、仕事を休まなくていいよ」とも言われ、A病院で放射線治療を受けることに決めました。

A病院では、38回の放射線治療を受けました。週5回ですから8週間に渡っての通院治療でしたが、19時40分開始なので仕事帰りに治療できたので、仕事への支障は全くありませんでした。ただし、放射線治療を受けるに際して、おしっこを溜めてガスは抜く必要があるので、それがなかなか難しく、治療台に乗ってから治療前の検査で、ガスが溜まっているからガスを抜いてくださいと言われ、治療台から降ろされたこともありました。

病院のトイレでガスを抜きましたが、一緒におしっこが出てしまい、水を飲んでおしっこが溜まるまで、1時間程待つことも数回あり、治療開始時間も21時を過ぎる事もありました。

それでも38回の治療は、1回も休むことなく毎回受けることができて、予定通りの日に終了することができました。A病院には、2機の放射線治療装置が設置されていましたので、待合室には毎回同時刻及び私たちの後の時間に治療を受ける4人の患者さんと、毎日顔を合わせているので自然に顔見知りになり、おしっこを溜めるコツや下血・痛み等の悩みと、医師にどのような薬をもらった方が良いかを教えてもらったりして、同志のように仲良くなりました。4人全ての方の治療が終了後、近くの居酒屋で祝杯を上げ今までの苦労話を語り合うことができたのと、特にM氏の家は同じ町内で200m程度しか離れていない所に、住んでいらっしゃることが分かったのも、今では楽しい思い出として残っています。その後も時々お会いして、副作用や再発についての情報交換をしています。

治療費のことですが、3割負担でしたので放射線治療費は45万円程度で、検査を含めて55万円程度の支払いでしたが、高額医療費控除で戻ってきたのを差し引くと、実質36万円程度の負担でした。医療保険に入っていましたので、一時金と通院費等で

１００万程度給付されましたので、特に金銭的な問題はありませんでした。ただ、30年以上の保険会社への支払い総額を計算してみると、給付金より支払額の方が多いので、儲かったとは言えませんが、別会計から支出する必要がなかったのは、入っていて助かったと思っています。

治療後、半年に1回ＰＳＡ検査、1年に1回ＭＲＩ検査を行なっていますが、ＰＳＡ値は１・０以下でＭＲＩ検査では転移はなく順調に推移していて、何不自由ない日常生活をおくっています。

昨年、治療後6年目の検査の時に、ＭＲＩ画像について担当医から、治療前の画像との比較を詳細に説明してもらいましたが、私が想像していた以上に進行が進んでいた状態だったことが分かりました。様子見ではなく、放射線治療を決断した判断は、正しかったと思いました。治療後10年程度は、再発の可能性があるから検査を受け続けた方が良いとのことですので、そうしたいと思っています。前立腺がんは、初期の時には身体的苦痛は、ほとんどないので、ＰＳＡ検査を受けて早期発見し早期治療すれば治る病気であると思います。

男性は、50歳を超えたら毎年ＰＳＡ検査を受けるべきだと思っています。

がん患者の体験記

木下勝栄

まえがき

私は、２００７年に放射線治療方法の一つであるトモセラピー治療を受け、７年後の２０１４年に再発したものの限界まで我慢し、ホルモン治療をその３年後の２０１７年に開始しました。トモセラピー治療後11年を経過した２０１８年の今、ホルモン治療の副作用を払いのけながらこの体験記を執筆しました。

前立腺がんが判明した時の自身と家族の反応

かかりつけのＣ医院にて、定期的にＰＳＡ検査をしていて、ＰＳＡ値が９・25となった際に、Ｇ病院を紹介されて受診しました。そこで、針生検、ＭＲＩ、骨シンチグラム検査を受け、明確に前立腺がんであることを宣告されました。その時点のＰＳＡ値は10・６で、治療方法を記載したプリントを渡され治療方法を選ぶように説明を受けました。

本人に対し、いとも簡単にサラリと告知するとは想定外だったので、正直かなりビックリし、告知を受けた日は、一駅区間ボーっと歩いて帰宅しました。本当に何かの間違いだろうと、たかをくくっていましたが、日を経るにつれ進行はゆっくりだということが分かって、精神的に落ち着いてきました。妻だけに話し、当面子ども達には内緒にしておくことにしました。

放射線治療法を選択するに際してのプロセスや悩んだ事柄

２００７年、医師から渡されたプリントだけで、前立腺がんの治療方法を判断することは到底できず、自分自身で調べ、自分自身で最終決断をしなければならないことを、まず知ることになりました。

前立腺がんに関する書籍はもちろん、元々放射線に興味があったので放射線治療に関する書籍、インターネット上の前立腺がんに関する情報・治療方法（がん研や各病院の公式ＨＰ）、治療日記などの実体験記などを読んで、知識を蓄積していきました。

書籍やインターネット情報を調べているうち、Ｄ大学病院で開催された「前立腺がん放射線治療フォーラム」に参加する機会があり、「日本のがんの代名詞が『胃がん』だった頃、『がん＝胃がん』、『胃がん＝手術』、『がん＝手術』というスキームが、現医療界に残っている」という講演をしていただいた医師の説明に共感を覚え、その頃放射線治療の最先端であった「トモセラピー（TomoTherapy）治療」を選びました。当時トモセラピーの機械は、関東に1つしかなく、しかもそこは設置されたばかりでした。したがって、放射線治療技術や治療実績に対する不安がありましたが、トモセラピーが設置されている病院へ出向いていらっしゃる医師にセカンドオピニオンを求めました。

結局、その先生の「誰かが背中を押さないと、なかなか決められないんだよね！」との言葉で、「トモセラピーによる放射線治療」を決断しました。

また、実際に治療病院を訪れて質問した結果、最先端の技術分野であるが、人間の手による手術より治療の安全性、信頼性が高いことが理解できたことや、治療成績についても、手術と放射線治療では同程度であり、手術で切ってしまったら後戻りできないことなどが分かってきたことも、後押しされました。

それに何と言っても、手術での場合、尿失禁があるとの情報を聞いてから、極めてＱＯＬ（生活の質）が高い放射線治療しかないと改めて決断が正しかったと思いました。

放射線治療を受けている時の良かったこと悪かったこと

〈良かったこと〉

①放射線治療回数が38回（1回／日）と長期間の通院が必要であるが、当時、勤務先がトモセラピーを設置している放射線治療病院から割と近くにあったことから、「勤務しながら治療ができる」というメリットを十分活かすことができました。

〈悪かったこと〉

①当時、トモセラピーの機械自体が全国で4～5台程度しかなかったように記憶しており、トモセラピーによる治療実績が少ないことによる不安はありました。

②治療後半に、a．頻尿、b．頻便、c．過敏性腸症候群、d．疲労感、e．尾てい骨に放射線による日焼け、などの自覚がありました。

③治療中に台風が来た時があり、治療をキャンセルする訳にもいかず、病院の近くで泊まったことがあり、治療期間中の緊迫感を感じました。

放射線技師の対応や患者同士の情報交換

先生はじめ、医学物理士さん、診療放射線技師さんは、皆さん勉強家で、優しく、気さくな方ばかりで、いつも一声かけていただき、リラックスして治療を受けることができました。

トモセラピー室の環境もクラシック音楽が静かに流れており、何とも言えない「癒し空間」があります。よく病院にある無機質な治療部屋とは全く違って、約2カ月の治療期間でも飽きずに通院できるねらいがあるように設計したのかなあと思える空間です。まさにがん患者思いの設計を窺わせる、広さ、明るさ、通路の流れ、音、色、空気を感じ、身体と心を和ませてくれました。

また治療は完全予約ですので待つこともなく、同じ時間帯に治療を受ける患者さん同士もお互いの病状や副作用の有無など、情報交換し合うことができ、癒しや励ましにつながりました。患者同志の皆さんは本当に病人とは思えない感想を持ちました。

淡々と続く治療を十分フォローする環境と、治療に当たる先生方の温かい人柄のために、あっという間に治療終了を迎えることができたものと考えます。

放射線治療後の良かったこと悪かったこと

〈良かったこと〉

①治療後半に感じていた、頻尿、疲労感などの副作用は治療終了後急速に改善され、以降は定期的観察だけの通院となりました。
②トモセラピー治療を受けた患者で構成する患者会を設立（２０１１年２月）し、患者同士で副作用や悩みを共有化し情報交換することができました。また、医師による定期的な講演会を開催し、最新の動向入手や質疑応答による心配事解消の共有化ができました。
③疲労感がなくなったことから、治療前から続けていた水泳を再開したり、ドライブ、お酒などいつもと全く同じ生活ができました。
〈悪かったこと〉
①治療が終わった1年後に、股間の冷感、麻痺感覚症状を感じましたが、原因不明のまま半年程度で改善され、その後男性機能障害となってしまいました。
②晩発性放射線障害として、治療が終わった2年後から1年間程度血便が時折ありました。
③ＰＳＡは治療後2年経過までは下がり続けましたが、徐々に上がっていき、治療後7年経過で、がん再発と告知されました。

放射線治療の副作用と思われる症状と発生時期のまとめ

<table>
<tr><th colspan="2">症状</th><th>発症時期
(治療開始後の週)</th><th>感想</th><th>回復時期
(治療終了後の週)</th></tr>
<tr><td rowspan="2">排尿</td><td>頻尿
残尿感</td><td>3w～4w目</td><td rowspan="2">想定していた副作用であり、慣れれば「こんなものか」と、特に意識しなくてよい。
ただ、尿意を急に感じるので、長時間電車に乗るような場合は、事前に済ませておく必要がある。
夜間のトイレ起きは、当初1～回、徐々に2～3回となったが、頻尿や排尿痛は、「所詮、治る副作用」であるとあきらめる。</td><td>3w目にほぼ回復</td></tr>
<tr><td>排尿痛</td><td>7w目</td><td>2w目にほぼ回復</td></tr>
<tr><td rowspan="3">排便</td><td>下痢
軟便</td><td>3w目
6w目</td><td>3週後半から、下痢が続き、5週後半に、「過敏性腸症候群」との診断(近所の胃腸科)で薬を飲み始め、6週目後半に、下痢が軟便に変わった。
トモセラピー室で会う同病の方は、この症状はないとのこと(聞いた時点)なので、自分だけの副作用である可能性が高い。
今まで自覚はなかったが、自分の腸は本当は弱い部分があって、放射線照射がトリガーになって、この症状を引き起こしたのかも知れない。</td><td>2w目に
急速に回復</td></tr>
<tr><td>頻便</td><td>3w目</td><td>想定できた副作用である。(7週目に知った)
午前中だけ2～3回の発生で、午後は全く問題なかった。
トイレ回数が多いのは、通院のために家を出かける際、途中の便意が怖いため、無理に排便したことがあったのも事実である。</td><td>2w目に
急速に回復</td></tr>
<tr><td>肛門痛</td><td>7w目(重い)
8w目(痛い)</td><td>下痢・軟便が続いて発生すると、どうしても肛門に負担がかかるものと思う。
鈍痛で半日横になったことがあったが、下痢が続いたせいだと判断できる。
従って、自分だけに起きた「副々作用」だと、割り切ることができる。</td><td>1w目
(治療終了3日目)
に回復</td></tr>
<tr><td colspan="2">尾てい骨下方の日焼け?</td><td>6w目</td><td>当初ザラザラした感じで気づき、ポツポツとした膨らみも出てきて、時々痒みがあるが、日常生活には全く問題なし。(放射線による日焼けで一種の皮膚炎)</td><td>3w目に
急速に回復</td></tr>
<tr><td colspan="2">疲労感</td><td>7w目</td><td>例えば、歩き始めのスピードを維持するような歩行につらさを感じ、スピードが落ちてくるとか、朝起きづらくなるなど。 ⇒ゆっくりした行動では全く問題なし。</td><td>3w目に
意識しなくなった</td></tr>
<tr><td colspan="2">ヘア</td><td>8w目</td><td>薄くなったことに8w目に気づく。
(痛みも痒みもなく問題なし)</td><td>そのうち!</td></tr>
</table>

PSA値の推移

（１）放射線治療後の１年間

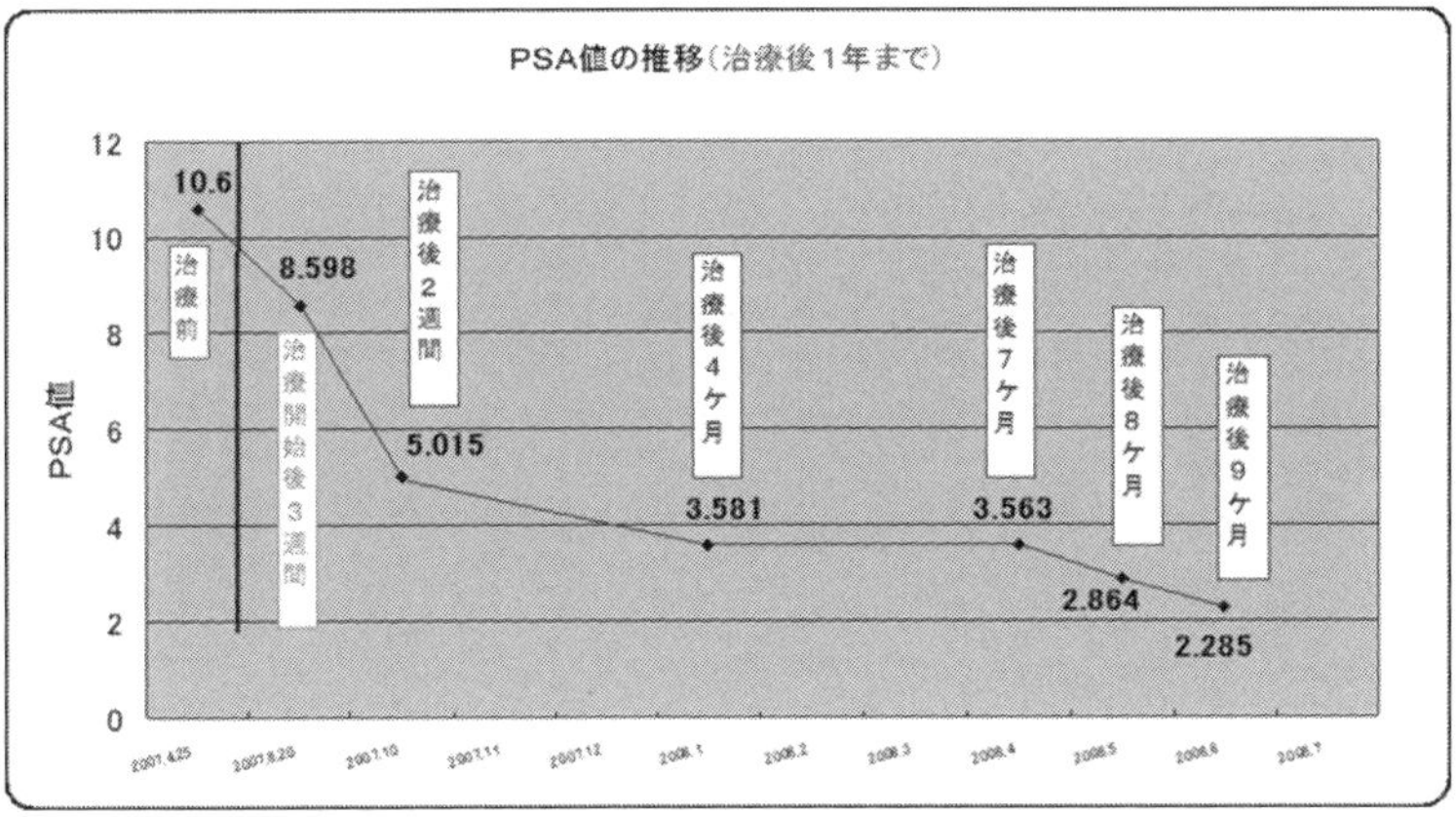

（２）放射線治療後１～７年（再発）

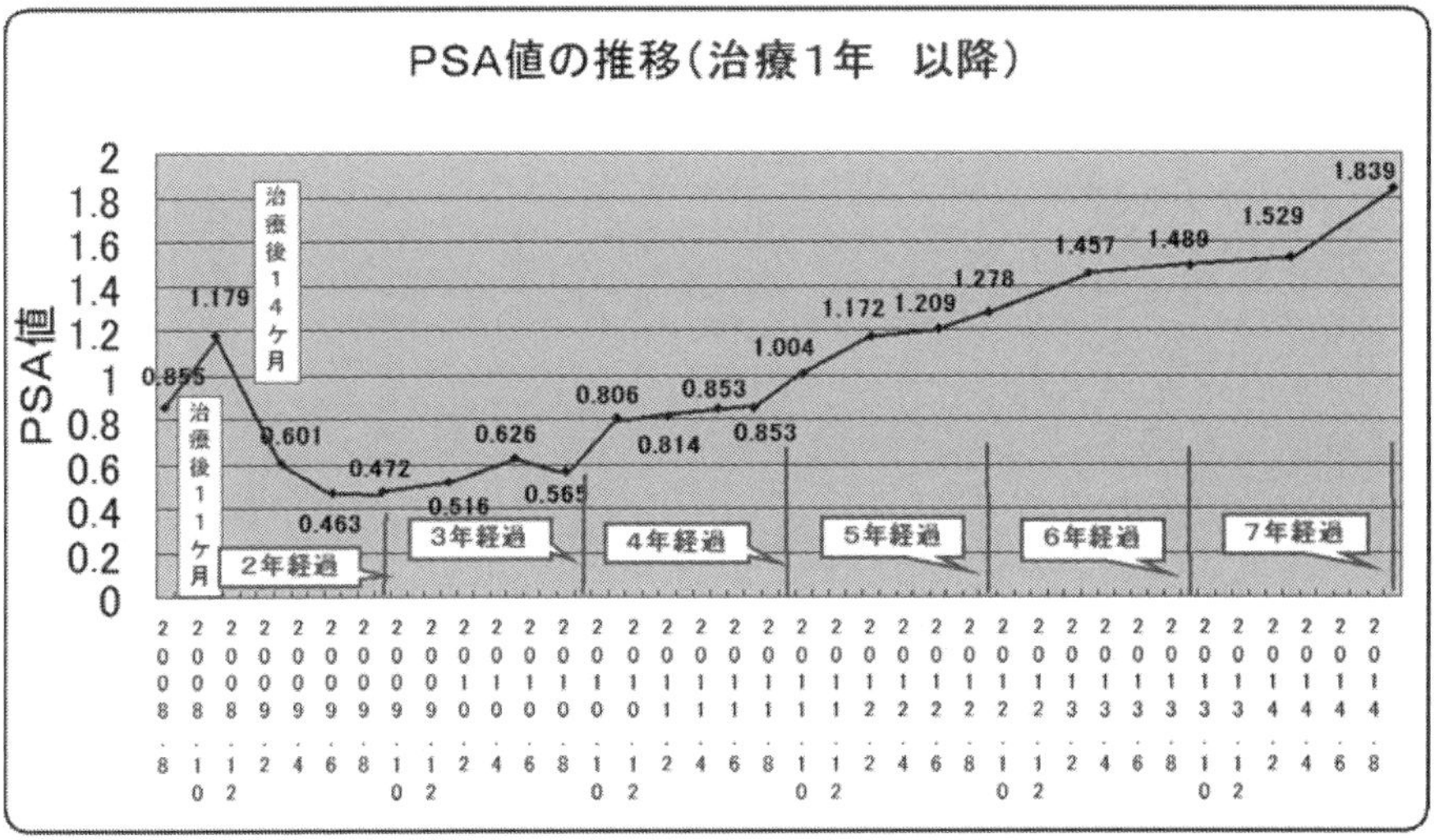

（3）再発後～ホルモン治療

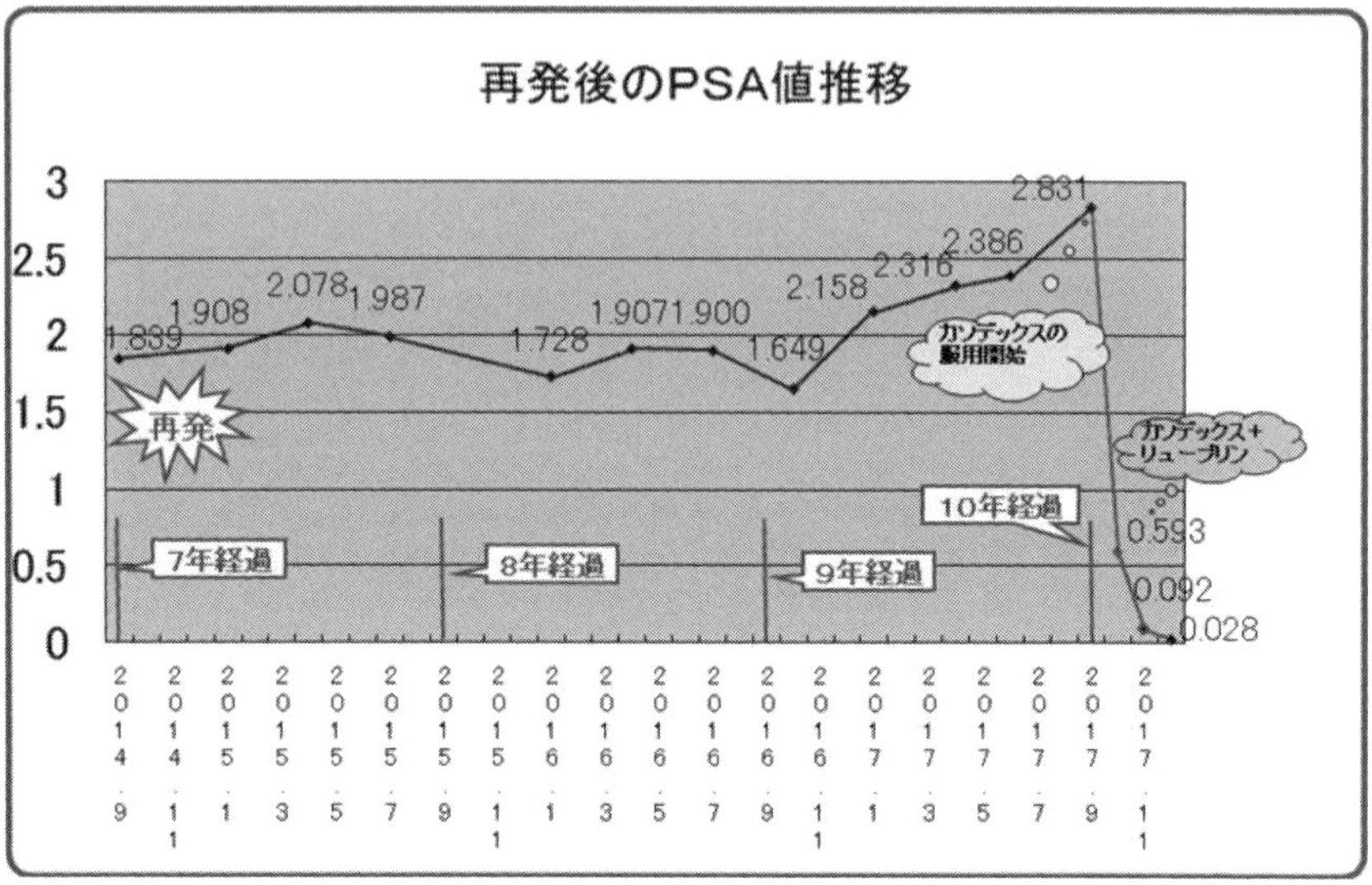

（4）ホルモン治療後～現在

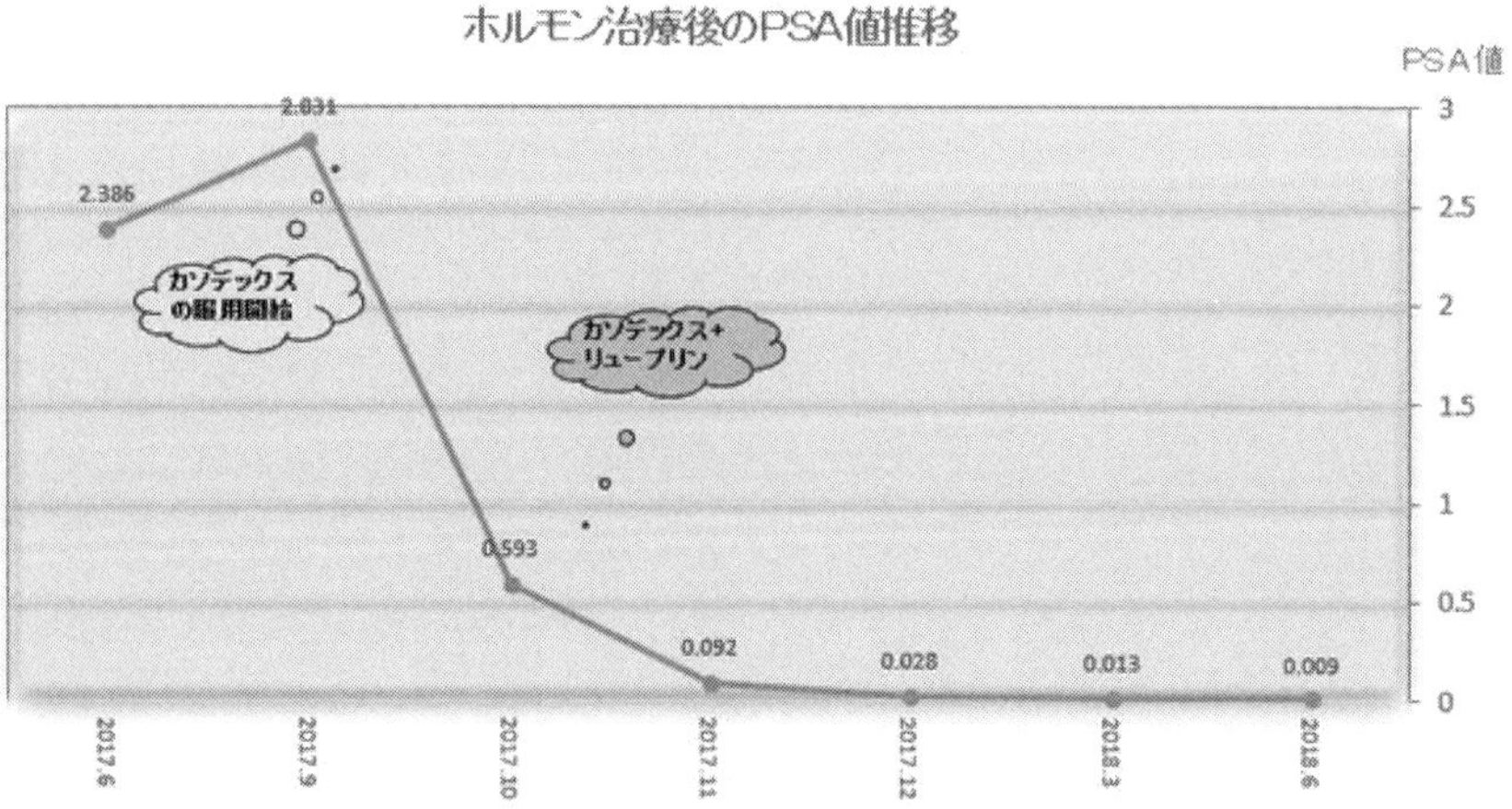

おわりに

前立腺がんは、10年間何事もなければ一つの完治といえると良く言われますが、私の場合は治療7年目に再発し、今11年目を経過中で、ホルモン治療を実施しております。やがてホルモン耐性ができ、ホルモン剤が効かなくなることも予想されますが、近い将来、新薬の開発や新しい治療法が出現することを期待し、未来に希望を持ち続けていきたいと思います。

前立腺がん以外にその時を迎えることになれば別ですが……笑。

体験記

高岡誠一（仮名）

健康診断（PSA検査）から生検（がんの宣告）まで

・2011年（58歳）の秋に、会社の健康診断でPSA値が4を超えたので2012年2月、H病院で再検査を受ける。その結果、PSA値4・8、そしてMRIの検査を受け異常なし（しばらく様子を診ましょうとのこと）。

・その後3カ月に1度程度のPSAの検査（経過観察）を続ける。その間2014年9月まで5～6を上下し、数値が上がったときにはMRIやペットCT検査を受け、異常なしであったため、安心していたが、2015年1月の検査でPSA値が9・6に急に上昇した。

・そのため生検を行なうことをすすめられ、2カ月後に行なった。その結果、前立腺がんが見つかり、画像上被膜浸潤あり、転移はないと診断された。

・浸潤があるので手術では完全に摘出することが難しいため、外照射、ホルモン療法、重粒子線、陽子線、HIFUなどが紹介され、詳しい説明もないまま、この中から選ぶような趣旨であった。３年にわたり診てもらった主治医からのあまりにも頼りない説明を受け、不安だけがつのり、とてもこの先生に命を任せるわけにはいかないし、後悔しないようにと思い、セカンドオピニオンを探し相談することにした（２０１５年３月）。

・３年以上にわたって、ＰＳＡの検査とＭＲＩの結果を聞きに行くたびに一喜一憂し、最後にがんの宣告を受けたときは、私以上に妻がショックを受けていた。

宣告から治療開始まで（慌ただしい1カ月　東京への転勤）

・ネットで調べたセカンドオピニオン（泌尿器専門のクリニック）での血液検査の結果、さらにＰＳＡ値が上昇し14・４となったが治療法を決めきれなかったので、とりあえずホルモン治療（注射）を始めることとなった（２０１５年４月）。そこでは全摘を進められたが抵抗があった。

・そのあと、身体に傷をつけずにできる最新治療法がないか、ネット等で必死に探した（先進医療保険にも入っていたので）。

・さらにサードオピニオン（セカンドオピニオンからの紹介で県のがんセンター）を訪

れた。そこでも、やはり全摘手術を勧められた。放射線治療は、再発した場合、ほかに治療法がないことを強く言われたが、それでも手術以外の治療法にこだわった。

・この間、東京への転勤と重なり、休日や有給を利用し東京と自宅のあるA県を何度も往復していた。

治療開始から放射線治療終了まで（2015年5月〜11月）

・ネットでいろいろ調べ、5月に入り放射線治療の最先端に取り組み実績のある病院のトモセラピーを知りました。そして東京に転勤が決まったことと重なり、新しい勤務先でまわりに迷惑もかけず働きながら夜間の治療を受けることができるので迷いもなく選びました。ここでも泌尿器科で初診を受けた際には、手術を勧められましたがトモセラピーを強くお願いし、放射線科の主治医さんを紹介されました（放射線治療の実績を売りにしていた病院なのに何故、最初に手術を勧めるのか不思議であった）。

・10月から治療を開始することとなり、それまではホルモン治療（カソデックス錠とリュープリン）を受けていました。放射線科の先生からはホルモン治療によりがん細胞を小さくしてから放射線治療を始めた方が良いとの説明もありました。

・放射線治療は19時からでしたので、仕事を終え職場から約1時間かけて通院していました（帰宅は21時半ごろ）。11月末まで2カ月にわたり、地方への出張と重なった時は開始時間を遅らせてもらうなど無理を聞いてもらいながら、ほぼ予定通りのスケジュールで無事終えることができました。

・治療中につらかったことは、できるだけ尿をためるように言われ我慢している時で、放射線の照射が終わるとすぐにトイレに駆け込むことが何度もありました。

放射線治療後からホルモン治療終了まで（２０１５年12月～２０１７年3月）

・放射線治療が終了するとホルモン治療も終わるのかと思っていたら、治療後1年間はホルモン治療を継続すると言われ、副作用であるホットフラッシュ、筋力の衰え、男性機能低下、お腹がでる、不眠などがこれからも続くのかと思ったらゾッとした。

・1年経過して、ホルモン治療は終わりでしょうかと聞くと2年だと言われ、この治療の標準治療はいったいどうなっているのかと不安になった。

・放射線治療後6カ月ほど経過した頃、尿をするときに強い痛みを感じるようになりましたが、3カ月ほどで治まりました（多少の痛みは現在もありますが、我慢できる範疇です)。

・1年ほど経過したときは、PSA値は0・001になっていましたが、ホルモン治療によるものなのか放射線治療によるものなのかよくわかりません(先生に訊いても、よくわからないようであった)。

ホルモン治療終了から現在(2017年4月〜2018年8月)

・PSAはホルモン治療を終えてから1年が経過し、少しずつ上昇して3月には0・146、そして6月には0・208になっています。放射線科の先生からは1年経過し、これぐらいになっても心配しなくても良いと言われていますが、泌尿器科では、かなり上がったが、もう少し様子を見ましょうとのこと。この後は、6カ月に一度の間隔で検査を受けることになりましたが、先生によって、診方が異なることが一番不安になります。「心配ない」と「かなり上がっているが様子を診ましょう」とでは患者にとっては大きな差です。

・年齢によるものなのか、治療によるものなのか、わかりませんが頻尿(夜中に1、2回は起きる)、便秘気味、尿道の痛み、血便などの症状があります。今のところそれほど日常生活に支障をきたすことはありませんが、徐々に良くなるのか悪くなっていくのか、血液検査日を迎えるたびに憂鬱になります。

・放射線治療後、患者の会に入り、そこでの意見交換（悩み相談、情報共有）により不安が解消されることも多くありますが、やはり再発や転移に対する不安が一番の心配事です。

今までに診てもらった泌尿器科の先生は、どなたも手術による全摘を勧められました。理由は、放射線治療の後では手術は困難と説明されていましたが、全摘手術をした後に再発したときは、いったいどの部位に放射線を当てるのか今でも分かりません。

最後に、これまで多くの先生方に診ていただきましたが、親身になって丁寧に応えていただける先生になかなか巡り会えていないのが非常に残念です。

人生を変えた出来事

津川典久

昨年（２０１７年）４月の還暦前定期健康診断で、１項目だけオプション検査が無料という特典があった。取り立てて検査を受ける気はなかったが、せっかく無料だからと、なんとなくＰＳＡという腫瘍マーカーを選択して受診した。数週間後、検査結果が郵送されてきた。いつも通りいくつかの指導が入る程度かなと思って開封して見て驚愕した。なんと、判定は要精密検査。疾患名は前立腺疾患疑「前立腺肥大や前立腺がんなどで異常値を示しますので腎泌尿器科専門医の診察が必要です」とのアドバイスだった。「え!?　がん？」ＰＳＡ値９・５（注：ＰＳＡ値４・１以上でがんの疑い）。検体を取り違えたのでは？　などと思いつつも気になったので、４月下旬に泌尿器科病院を訪ねた。

泌尿器科は生まれて初めての受診である。そこで、あらためて血液検査（ＰＳＡ値再検査）を受け、直腸指診や超音波検査やレントゲン検査などを受けた結果、前立腺がんの可能性が高いとのこと。直接医師からがんと聞いて「がーん」（冗談ではなく）となった。アタマが真っ白になるとはこのことか。生検の承諾書もボーとサインしていた。もっと調べる必要があるとのことで、数週間後、生検（針を刺して部位の組織を取って分析すること）を行ない、ＣＴ（コンピュータ断層撮影）やＭＲＩ（磁気共鳴画像法）や骨シンチグラフィ（骨転移の検索）の検査により病期や転移の可能性を診断した。

泌尿器科医師から検査結果の説明があった。それによると、ステージⅡかⅢで、部位の90％ががんにおかされているそうだ。しかし、他の部位への転移はなさそうとのこと。やはりがんである。自分ががん患者となってしまったのである。自分の人生で全くの想定外の出来事である。

単におしっこの出が良くないことは自覚していたが、これは、程度こそ違え加齢に伴い誰でも同じであろうと思っていた。これが実は自覚症状であったようだ。

自分は健全な生活をしているのだからがんとは無縁であり、絶対がんにはかからないという根拠のない自信があった。これがもろくも崩れてしまったのだ。

また、さらにがんについてあまりにも無知であることに気づいた。治療方法の説明を受けても、何を言っているのかよく分からない。分からないことは質問してくださいと親切な看護師さんが言ってくれたが、何を質問して良いかも分からない状態。アタマが真っ白な状態が続いていた。

結局、検査をした病院では治療ができないので、できる病院が見つかったら紹介状を書くから、治療方法と病院を調べてくださいと、数ページの説明書を渡された。

ここから、調査と勉強が始まった。他人ごとではなく、自分ごとである。しかも、ゆっくりしていたら、体内のがんがますます大きくなり、やがては他の部位へ転移する可能性があるのではという不安と恐怖が頭をよぎる。そうなるととてつもなくやっかいなことになるぞとアタマの中の半鐘がガンガン鳴る。急がなくては。

まず、がんとは何か？　部位により特徴があるので自分が直面している前立腺がんに絞ってインターネットや本で調べた。

次に、治療方法についてであるが、がんの治療は、各部位によって、専門の学会が標準治療法を決めていて、現時点で利用できる最善・最良の治療を「標準治療法」としている。今まで行なった検査も渡された説明書も標準治療法通りであった。名前からすると、「並み」の治療というイメージを感じない訳ではないが、「最善・最良」の治療なので、「上」や「特上」レベルの治療ではないかと思われる。

前立腺がんの場合、次の4つの選択肢がある。1．根治的前立腺摘除術（いわゆる全摘手術：以下、手術）2．放射線治療法（以下、放射線）3．ホルモン療法　4．P

ＳＡ監視療法（何もしない治療）など。泌尿器科医師からは、今の自分の症状と年齢から「まだ若いので、何もしない治療ではなく、手術か放射線で治療をされたらいかがですか？」という内容のアドバイスをいただいたことを思い出した。どちらを選択しても同じくらいの治療効果とのこと。

ということで、手術か放射線かという選択肢に絞って調べた。

手術によって、問題の部位をとってしまえば、さっぱりするのではないか。しかし、入院が必要で、その手術の間と術後、およそ2～3週間は仕事を休まなくてはならない。パートタイマーであるため、収入なしはとても辛い。また、手術で尿道を切断・吻合を行なうので、手術後に尿が出にくくなることがあるなどの副作用があるとのこと。実際は、膀胱下部から前立腺そして精嚢まで摘出するそうだ。

さて、放射線治療とは、いったい、何をしてくれるのか全くわからない。手術よりも長い治療期間が必要で、おおよそ平日約38回（おおよそ2カ月）の放射線照射を行なうとのこと。1回約20分程度の治療である。したがって、入院ではなく通院が基本とのこと。

調べてみると、通院で夜遅くまでやっている病院もある。ちょっと遠い（通勤経路から大きく逸れる）が、通えないことはない。放射線は、体にメスを入れないで放射線を体に通してがん細胞を殺すことで治療するという訳のわからない治療方法である。後に放射線科医師に聞いたところ、1回の照射で正常細胞とがん細胞を両方とも弱らせる。正常細胞は、DNA再生で復活するが、がん細胞は、細胞分裂ができず死んでいくという治療とのこと。

皮膚などの傷は、治るのが目に見えるが、がん治療は体内の状況が見えないので、この方法で（治ることを）信用して行なう治療という印象。あまり、選択に長い時間を掛けられないという焦りもあり、通院が可能と判断した病院と連絡をとり、放射線治療を選択することとした。

検査をした病院で紹介状を書いてもらい、治療をする病院に提出、治療方法の説明があった。それから、1カ月後から放射線による治療が始まった。

放射線治療の準備として、へその下と両腰の3カ所に「プラス」の記号をマジックで書かれた。これを基準に毎回照射の位置決めをしてCT撮影し位置補正を行なった後、IMRT（高度変調放射線治療）で放射線によりがん細胞を狙い撃ちするという治療である。

仕事の後での通院は、8月中旬から開始したこともあり、疲労感がピークになって約

20分の治療中に一度たりとも最後まで起きていた記憶がない。そして、治療そのものは、文字通り「痛くも痒くもない」。ただ、仰向けに寝て、装置が頭から太ももあたりまですっぽり中に入るように移動してくるので、じっとしているだけである。

その準備として、便ガスは溜めないように、尿は溜めるようにといった状態で治療するというもの。前立腺が直腸にぴったり接しているため、ＣＴをとる際、便ガスが直腸内にあるとぷよぷよ動き、放射線を照射する時点で、前立腺の位置が定まらなくなるからと思われる。大便を16時頃に済ませ便ガスを溜めないようにし、18時頃から尿を溜めておき、21時頃受付予約時刻には、病院に駆けつけることだけだった。これは、夏でよかった。冬だったら、寒さで尿をがまんできなかったと思う。

２カ月間通い、10月中旬、無事38回目の放射線照射の治療を終えた。明日から、通わなくても良いのかと少し気分が楽になった。やがて腹部の「プラス」の記号が消えたが、治療が終わった実感がない。むしろ、何もしていないことの方が不安だった。おしっこは、１カ月ぐらいで通常通り（数年前のような勢いがある状態で）出始めた。

はたして、がんは真夏の夜の夢だったのか？　治療終了して3カ月後、ＰＳＡ値は1・4まで下がっていた。放射線科医師から「順調です」とのこと。ほっと一安心。生き延びた実感。放射線科医師や放射線科技師が正常な部位をなるべく傷付けないように照射してくれたおかげと感謝している。ただし、放射線の副作用については、数年たってから直腸からの出血があったり、血尿が出ることがあるとのこと。また、再発に備えPSA値は、今後3カ月に一度チェックする必要があるとのこと。また半年に一度は、MRIをとり診断するそうだ。

今回、がんに罹患するという自分の人生設計に想定もしていない体験をしてしまった。これは人生の事件である。「がん＝死」という連想があり、これでこの世もおしまいかとも思って断捨離を始めたほどだ。それでも、何かに背中を押されるように、泌尿器科病院に行き精密検査をして、放射線により治療をして、なんとか生きている。怒濤のような半年だった。

この事件の前は、なんとなく平均寿命までは生きられるのかと思いながら漠然と生活してきたようだ。この事件を機に「生きる」ということが大変なことだ、死までの時間は思ったほど長くはないということがわかった気がする。それとともに、もっとやり残したことをやらねばとか、やれることを絞っていかなくてはという気持ちにもなった。

前立腺がんでステージⅡかⅢの場合5年後の生存率は、一応100％である。他の部位ならば、胃がんはステージⅡで65％、ステージⅢで47・１％、肺がんはステージⅡで48・４％、ステージⅢで21・２％（出典：全がん協部位別臨床病期別5年相対生存率〈２００７─２００９年診断症例〉全国がんセンター協議会）。それゆえ、前立腺のがんは「質（たち）が良い」と言われるが、がんに違いない。５年後の生存率により自分はこれから5年間は生きていられるのであろうというお墨付きをいただいたようだ。自分は、早期発見ではなかったが、極力、早期に治療ができて、今、生きていられることは、人生や価値観を変える体験だった。

がんは、今や日本人の２人に１人がかかるという。男性に限れば、３人に２人がかかるそうだ。しかし、早期に発見でき、早期に治療を開始すれば、それなりに生き続けられる。しかも、体への負担が少ない放射線治療というものが普及してきている。がんと診断された方は、焦って切ってしまえと決断せず、冷静に自身のがんと向き合い、治療方法を選択されてはいかがか？

ただし、「ゆっくり、急げ！」である。

第3章

患者が答える
前立腺がんの放射線治療法Q＆A

いつ、どうして前立腺がんが見つかったのか、治療法や病院を選ぶ決め手は何だったのかなどQ＆A形式で「前立腺がん患者会」幹事が答えます。かかった費用、医療保険、副作用、再発などについても具体的に回答してもらいました。

小野　恒

Q　どうして前立腺がんが見つかったのですか？

A

●年に1回の会社の健康診断で、ＰＳＡ（※1）検査を受け続けていたところ、5年目にＰＳＡ値4・2に上昇したため、泌尿器科で再検査を受けることになり、そこで前立腺がんが見つかりました。

●Ａ病院Ｉ医師の診断で見つかりました。（平成20年3月）

●毎月診療を受けていた近所のクリニックで、ついでにＰＳＡ検査をしていて、値が8・0を超えたため、Ｄ病院の泌尿器科に紹介を受け、生検した結果、がんと判明しました。

●定年前の会社の健康診断に人間ドック補助金が出る制度を活用し、受診した結果ＰＳＡ値が高いことが分かり精密検査を受け発見されました。

●会社の健康診断でＰＳＡ値が6・13で異常があるので、精密検査を受けるよう報告された。その時は、ＰＳＡ値の内容が理解できなかったので精密検査をしませんでした。2年後に地元の病院で市の一般ドックを受診した時に、ＰＳＡ値が

13・０で精密検査を受けるように指示されました。現在、市の医療センター泌尿器科で検査及び治療を行なっています。

●２０１１年の秋に受診した会社の健康診断でＰＳＡ値が４を超えたので、２０１２年２月に市の病院で再検査を受けました。その結果は、ＰＳＡ値４・８、ＭＲＩ（※２）検査を受けましたが、異常はありませんでした。その後３カ月に一度程度のＰＳＡ値の検査（経過観察）を続けました。その間２０１４年７月まで、ＰＳＡ値は５〜６を上下し、数値が上がったときには、ＭＲＩ検査・ＣＴ（※３）検査を受けましたが、異常はありませんでした。２０１５年１月の検査でＰＳＡ値が９・６に急に上昇しました。２０１５年３月に、生検を行ない前立腺がんが見つかりました。

●61歳の時、会社の人間ドックでＰＳＡ値が８・23とわかり、泌尿器科検診を勧められ、人間ドックと異なるＢ大学病院を受診したところ、精密検査の生検をするかどうか打診されました。過去に父が生検を行なった時に出血多量で輸血をする事態になった経験があるので、検査の緊急度を確認したら緊急ではないと言われたので、見送りました。翌年（62歳）の人間ドックでＰＳＡ値が高くなっていたため生検を受け、初期のがんが見つかりました。

●ホームドクターの指示でPSA検査を受け、生検の結果、がんが見つかりました。

※1 PSA……前立腺特異抗原（Prostate Specific Antigen）の略称で、前立腺がんの腫瘍マーカー。

※2 MRI……磁気共鳴画像（Magnetic Resonance Imaging）。

※3 CT……コンピュータ断層診断装置（Computed Tomography）。

Q 放射線治療法を選んだ理由はなんですか？

A ●泌尿器科の医師から、①ホルモン療法　②手術療法　③放射線療法の3つの治療法があり、それぞれの長所・短所を説明されました。受診前に、待合室で先輩患者同士の会話に聞き耳を立てていると、高齢者はホルモン療法が良いとのことで、毎月定期的に通院し注射を打ってもらっているとの会話が聞こえてきたので、よく調べて見ようと思いました。帰宅後、本やネットで検索して調べたところ、私には放射線療法が適切だろうと自己判断し、医師に申告したところ、賛同を得たのが理由です。

●Ａ病院先進医療センターK医師の推薦で選びました。

●Ｄ病院泌尿器科の医師から、治療法のプリントを渡され、患者本人が決めるよう指示されました。プリントだけでは詳細が分からないので市販本やネット検索で勉強していたところ、たまたま新聞広告で「前立腺がんについての講演会」があることを見つけて、講演を聞きに行きました。講演の中で、「がんの治療は、従来手術一辺倒であった」ことや、「放射線治療は手術と遜色ない結果である」ことに共感を得て、放射線治療を選びました。

●生命保険会社に勤務していますので、いろいろ知識がありました。また父親が昔前立線がんの治療をした時、手術で大変なことがあったので、放射線治療を選択しました。

●泌尿器科の医師から、①ホルモン療法　②手術療法　③放射線療法　④無治療経

過観察　⑤①～③の治療を組み合わせる5つの治療法があることの説明を受けました。ホルモン療法を選んで治療を受けていましたが、治療16カ月後に主治医から放射線治療を受けるよう指示があり、紹介状を持参してA病院に来ました。

●市の病院では、画像上被覆浸潤はあるが転移はないと診断され、外照射・ホルモン療法・重粒子線・陽子線・HIFU（※4）が紹介されたが、詳しい説明もないまま、この中から選択するように言われた。そのため、セカンドオピニオンを探し相談しました。その病院で行なった血液検査の結果、PSA値は14・4だったので、とりあえずホルモン治療（注射）を始めることとなりました（2015年4月）。そこでは全摘を勧められましたが抵抗があり、判断を保留しました。その後、身体に傷をつけずにできる最新治療法がないかと、ネット等で必死に探しました（先進医療保険にも入っていましたので）。さらにサードオピニオン（セカンドオピニオンの紹介で県のがんセンター）を訪れました。そこでも、やはり全摘手術を勧められました。放射線治療は、再発した場合、他に治療法がないことを強く言われましたが、それでも手術以外の治療法にこだわりました。

●泌尿器科の医師から、短時間の中で①手術療法　②放射線療法の2つの治療法があるとの大まかな説明を受けました。インターネットで検索できますから、どの治療法を選択するかは、ご自身で決めてくださいと言われました。さらにＢ大学病院では、ダビンチ（※5）手術・放射線のＩＭＲＴ（強度変調放射線治療）は対応していないことから、県のがんセンターに紹介状をもらい受診しました。受診日の問診で手術がベースであったことと、直近で当該がんセンターの手術ミス報道があったため、納得ができずセカンドオピニオンをすることにしました。セカンドオピニオンは、がん研で行ない担当医師から複数の治療方法の説明と共に、私の場合初期のがんであり進行も遅いことから、治療せずに経過観察もありますが、ただ毎年生検はしなくてはならないとの説明がありました。仕事・家庭のことを考え、家族と相談した結果、まず1年の経過観察をすることにしました。セカンドオピニオンをして良かったと思いました。

●Ｂ医大病院で放射線を受ける順番を待っていたところ、Ｈ医師に呼ばれＮ医師を紹介されて、トモセラピー（強度変調放射線治療を行なうための高精度放射線治療装置）による治療を行なうことになりました。

※4 HIFU……集束超音波治療法。
※5 ダビンチ……手術支援ロボット。

Q どうしてトモセラピーを選びましたか？

A

●泌尿器科の医師から、放射線療法ならば保険で治療ができるA病院のトモセラピーが良いと推薦を得て、紹介状を書いてもらい来院しました。
●A病院先端医療センターK医師の推薦で選びました。
●放射線治療でも副作用が少ない最新の治療器「トモセラピー」が都内にあることが分かり、自分の性格に合うと判断し、D病院泌尿器科からA病院へ転院しました。
●治療効果や健康保険適用から選択しました。
●泌尿器科の医師から、紹介状を渡されA病院で放射線治療を行なうよう指示されました。トモセラピーは事前に調べて知っていたので、選択して良かったと思いました。

●オピニオンを聞いてから1年間で治療方法の選択をインターネットをベースにして模策し、トモセラピー（強度変調放射線治療を行なうための高精度放射線治療装置）、A病院と出会い、初診のB病院に紹介状を依頼し、63歳の時に受診し治療しました。

Q どうしてA病院を選びましたか？

A

●泌尿器科の医師から、放射線治療の実績が多い病院だと、推薦を受けました。

●自宅に近い病院でしたので、選びました。

●トモセラピーが、治療開始当時には、A病院にしかありませんでした。

●現在勤務している会社の評判、実際にN先生にお世話になった方からの話を参考にして選びました。

●泌尿器科の医師からの紹介で来ました。

●ネットでいろいろ調べ、放射線治療の最先端の取り組み実績のあるA病院のトモセラピーを知りました。そして4月より東京へ転勤が決まったことと重なり、新しい勤務先でまわりに迷惑を掛けず、働きながら治療を受けることができるA病院を迷いもなく選びました。また、A病院には前立腺がんの患者の会があったことも選んだ理由の一つです。

Q　治療費はいくらかかりましたか。高額医療費還付はありましたか？

A　●私は、3割負担（平成24年9月）で1回1万円ほど38回で40万円程度でした。高額医療還付金をもらいましたので、実支払いは32万円程度でした。

●平成20年8月の治療費は、１割負担で１回１６５０円でした。
●２００７年（平成19年）当時の治療で１回３５００円程度でした。初期検査料などを入れて、38回の治療で15万円程度でした。
●３割負担で針生検、ホルモン治療、トモセラピーで約80万円でした。しかし高額療養費適用で実払いは約40万円でした。
●平成28年度の１年間で放射線および検査で12万３８００円支払いました。また、医療費還付は３割負担でしたので、他の治療費と合算されて1年で8万２０００円ありました。
●高額医療還付金に加え、がん保険で25万円受け取りました。
●３割負担でトモセラピー治療１回あたり約１万円前後 38回（週5日）。生検は約３万７０００円（2泊３日）でした。
●当時は３割負担でしたので、１回約５０００円程度払っていました。

Q　月の初旬から治療を受けた方が良いですか？

A

●高額医療還付金は、当該月毎の精算ですので、月の初旬から治療を開始した方が実払いを少なくできます。前立腺がんの放射線治療を38回受ける場合、月初めから治療を開始すれば、２カ月で終了し、３割負担の患者の場合２カ月分の高額医療費還付金を受け取ることができます。中旬以降から開始した場合、１カ月分しか高額医療費還付金が戻ってこないケースもあるので、治療開始日は、そうした点を考慮して決めた方が良いと思います。

●高額療養費は、月単位ですので当然、月の初旬からが有利です。

Q　がん保険または疾病保険は、利用されていましたか？

A

●がん保険と疾病保険の二つの保険に入っていましたが、がん保険は契約してから40年と古いので2週間以上入院しないと支給されない保険だったので、通院治療で行なったトモセラピーでは支給されませんでした。疾病保険は、がん診断で一時金75万円その他を加えて１００万円程度支給されました。支給されて助かりましたが、30年間の掛け金総額よりは少ないので、計算上は得だとは思えませんが、家計費からの支出がなかったのは良かったと思いました。

●利用した保険は、ありません。

●若い時から入っていたがん保険でしたが、がん診断一時金１００万円及び、特定治療通院５０００×38回分程度の支給を受けました。

●私は生命保険会社に勤務していて、ずっと商品研修を担当していました。模範的な保険に自ら加入していたのが、結果的には良かったです。一つは３大疾病に罹患したら、１０００万円おりる保険です。二つめは一般の保険の疾病特約から生検での手術と入院給付で23万円。三つめはがん保険です。診断給付金で１００万円、通院給付金で約50万円、放射線治療とホルモン治療給付金で約15万円。さらに生存していれば5年間ですが年間10万円という保険です。総給付額は、

800万円でした。ただし保険料は合計800万円程度払っています。がん保険は終身払いですので、がんにかかって少し元が取れる程度です。

●終身医療保険（120日型）の特定疾患給付特約をしている保険会社から、7万2000円支給されました。

●生命保険とがん保険を利用しました。放射線治療は、手術に較べて保険適用率が低いので、保険によっては治療費をカバーできないこともあるように思います。

Q 治療中困った事は何ですか？

A ●胃腸が弱く、ガスが溜まりやすい体質ですので、装置に乗ったにも関わらずCT撮影結果でガスが溜まっているのが分かり、治療ができないと言われ、ガス抜きと蓄尿をしてくださいと、装置から降ろされました。急いでトイレへ行きガス抜きを行なうも尿も同時に排出されてしまうので、蓄尿のために水を飲んで1時間程経過してから装置に乗りました。治療開始は、19時40分の予約でしたが、21時に再開することもあり、治療初期の頃は、体得するまで数回かかりました。

●特にありません。

●治療途中に台風が来る予報があり、休まず治療を受ける前提でしたので、病院近くのホテルに泊まったことがありました。

●放射線治療期間中は、毎日決まった時間に通院することに対するプレッシャーがありました。治療中、咳がでないかと心配しました。

●便が残っているため、治療ができなかったので、浣腸を使ったこともありました。尿を溜めるため水分を多く取りすぎて、治療前にトイレに行って、再度尿を溜めることになり、治療が遅れたこともありました。

●放射線治療が始まり、しばらくするとトイレが近くなり、尿を溜めておくことが一番困りました（90分我慢するのが限界でした）。一度だけガス抜きを行ないました。

●排便のリズムと治療のタイミングが合わなくて、排便するまで治療を待ったことがありました。

Q 治療に際して、お腹の中のガス及び尿に対してどのような対処をしましたか？

A

●ガス（オナラ）は、仕事中は他人に迷惑を掛けないように、直ぐにトイレに行って抜くようにしていました。蓄尿は少し早めに通院し、持参したペットボトルの水を飲んで補給しました。

●特に意識した行動は、ありませんでした。

●尿に関してはコーヒーを飲んで、早く溜めるようにしました。便に関しては一度だけ治療直前に行きたくなり、大をしたら小も出てしまい、溜め直しということがありました。

●お腹のガスは、治療時に看護師さんが抜いてくれました。尿が不足している時は、用意した水を飲みました。

●治療1時間半ぐらい前には、必ず便と尿を出しておきました。

※お腹に溜まるガスの成分は、99％が窒素・酸素・二酸化炭素・水素・メタンです。2種類のガスがあり、①口から入ってくるガスで、これは空気や胃液が膵液によって中和される際に発生するガス　②腸内で腸内細菌が発生してできるガス。ガスは、血液中で吸収され肺を通り呼吸をする際に、排出されるのですが、血液中に吸収されなかったガスが、「げっぷ」や「おなら」として外に排出されるものです。お腹にガスがたまる原因は、口から入ってくるガスや腸内で発生するガスの量が多すぎることと、お腹から排出されるガスが少ない時です。これらは、運動不足、飲酒、睡眠不足、ガスが発生しやすい食物の多量摂取、ストレス、消化不良、そのほか病気による症状が考えられます。

Q　治療中どのような薬を処方されましたか？

A

●座薬と軟膏を処方してもらいましたが、幸い使うことはありませんでした。

●処方されませんでした。

●投薬はありませんでした。

●泌尿器科でもらった活動膀胱の薬だけです。
●ネリプロクト軟膏（※6）及びボラサG軟膏（※7）を処方してもらいました。
●トモセラピーが始まる半年前からホルモン治療（カソデックス錠（※8）とリュープリン（※9））を受けています。ホルモン治療は、2年間です。また、放射線治療を始めてから1カ月ほど過ぎて尿の出が悪くなったので、ユリーフ錠（※10）を処方してもらいました。

※6　ネリプロクト軟膏……消炎作用のあるステロイドと、痛みを軽減する局所麻酔薬の配合剤で腫れなどの症状を抑える軟膏。
※7　ボラサG軟膏……直腸・肛門部に生じた腫れや血液循環障害を改善し、傷の治りを助け組織の修復を促進する軟膏。
※8　カソデックス錠……前立腺細胞の男性ホルモン（アンドロゲン）の受容体に対するアンドロゲン結合を阻害し、抗腫瘍作用をしめす。通常前立腺がん治療に用いる。
※9　リュープリン……前立腺がん治療薬。

※10　ユリーフ錠……前立腺肥大症に伴う排尿障害の治療に用いられる。

Ｑ　治療中処方された薬で、どのような副作用がありましたか？

Ａ

- 特に副作用は、ありませんでした。
- 特にありません。
- 特に副作用は、ありませんでした。
- ホルモン治療では、ホットフラッシュ（※11）・筋力の衰え・男性機能低下・お腹が出る・不眠などの症状が出ました。

※11　ホットフラッシュ……突然カーっと体が火照ってきて大量の汗が吹き出てくる症状。

Q 治療中患者さん同士どのようなお話をされていましたか？

A

●19時40分が治療開始でしたので、同時刻に待合室で待っている患者さんに声を掛けて治療の状況や悩みついて、相談させてもらっていましたので、勉強になりました。治療後も年に数回、夕食を囲みながら情報交換をしています。

●予約時間に待合室で会う患者さんは2人だけでした。がんの状況や副作用の状況について情報交換したり、市販本を紹介し合ったりしました。

●病気や診察内容です。ある方とは仕事のことなどの話をしました。

●同時刻に待合室で待っている患者さんと、治療の状況や悩みについて話し合いました。

●女性の患者さんがおられましたので、特定の患者さんとはほとんど話はしていません。

●ほとんど話しませんでした。

●最終時刻での治療でしたので、特別話すことはありませんでした。

Q 放射線治療を受けた結果は良かったと思いますか？

A

●結果は概ね良かったと思いますが、男性機能が衰えたので、シアリス（※12）を処方してもらっています。

●現在、治療後９年ですが、結果は良かったと思います。

●トモセラピー治療終了の６カ月目頃、急に下腹部にピリピリ感、冷感、麻痺感覚が発生し、約半年継続しました。その後、症状は改善しましたが、男性機能は失われました。

●まだ何ともいえませんが、今のところ良かったと思っています。

●結果はまだ分かりませんが、受けたことは良かったと思います。

●結果を判断するまでには、もう少し時間がかかると思います。

●結果はまだわかりませんが、手術より良かったように思います。

●良かったと思います。

※12　シアリス……ED治療薬。

Q　治療後、どのような副作用がありましたか？

A

●治療後5年経過しましたが、特に副作用はありません。

●8年経過しましたが、特に問題はありません。

●治療後2年経過した頃から、約2年間は時々血便がありましたか、その後はなくなりました。

●尿をする時に、少し痛みがあります。だんだん治まってきました。トイレの回数は多いままです。ホルモン治療のためか男性機能が衰えました。I先生によると2年くらいで戻るだろうとのことでした。

●治療後、約1年経過しましたが、副作用は感じていません。

●治療半年後から1カ月に10日程度下血がありました。

●放射線治療後10カ月ほど経過した後、尿をするときに痛みを感じるようになりました。今も状態は変わりません。また、尿の回数も治療前とほとんど変わっていません。夜中に2回は起きています。

●治療後、約9カ月経過しまして、副作用かどうかは分かりませんが、男性機能の男性機能の衰退です。治療後2カ月くらいから勃起しなくなり、射精もしなくなりました。治療中には、約2時間ごとの頻尿に苦しみましたが、リズムをつかむと事前に対処できました。また、治療後は治療前の状態にほぼ戻ったように思いますが、年のせいか近いように感じます。

●下血がありました。

●月に2回程度排尿が困難になりました。医師より重いものを持ったり、酒を飲んだのが原因ではないかと言われましたが、尿意はあるが尿が出ないので、副作用ではないかと思っています。

Q　副作用に対して、どのような対応をしていましたか？

A

●対応することは、なかったです。

●体力的に強力な負荷は危険だと思うので、無理をしないようにしています。

●何も対応はしていません。

●特になにもしていません。年齢的（60代）に、ある程度仕方ないでしょう。

●特にありません。

●薬を処方してもらいましたが、あまり効果はありません。

●副作用の下血がひどく、貧血の治療で約2週間ほど入院しました。

Q　再発の心配に対しては、どのような対応をしていますか？

A

●ＰＳＡ値が治療後２・０以上高くなったら再発の恐れがあると言われましたが、幸い０・９前後で安定していますので、今のところ再発の心配はないと思っています。

●特に食事に注意しています。

●トモセラピー治療から7年後、ＭＲＩ検査で再発が判明しました。その時点のＰＳＡ値は１・８３９でした。治療後最低のＰＳＡ値が０・４６３でしたので、その差は１・３７６です。定説では、最低の値から２・０オーバーで再発を疑うことが言われていますが、小生の場合１・３７６でしたので、一概に定説通りではないと判断しています。再発２年半経過時点では２・１５８ですが、様子見の状態です。

●ＰＳＡ値が０・01だったのが、1年で０・１に上がりました。不安ですがI先生によるとある程度上がりますが、一定のところで止まるとのことでした。その値が最低値より２以内であれば大丈夫とのことです。あとは様子見です。

●ホルモン療法および放射線治療後の検査結果は、今のところ問題がないようですので、再発のことは考えていません。

●放射線治療後、1年半ほど経過し、現在ＰＳＡ値は０・００１になっていますが、ホルモン治療によるものかよく分かりません。ホルモン治療が終わり、これからどのような値になっていくのか不安です。

●治療前も治療中も再発のことは全く意識にありませんでしたが、前立腺がんの患者の会で再発した人の話を聞いて不安に思っています。

●今のところ、ＰＳＡ値が良いので特に何も考えていません。

※Ａ病院でトモセラピー治療を受けた患者（２００７〜２０１３年１２１０人）のうち、再発したのは97名（再発率８％）、亡くなった方（死亡原因不明）４名（０・３％）。

Q 治療後の定期健診はどのようなもので、費用はいくらくらいかかりますか？

A

●３割負担で、年１回のＭＲＩ検査及び血液検査と、半年後の血液検査の費用は年間２万円程度です。

●３カ月ごとの血液検査、診察及び年１回のＭＲＩ検査の総費用は、年間３万円程度です。

●当面は年４回の血液検査と年２回のＭＲＩです。費用は３割負担で約10万円です。生命保険で通院分が少し出ると思います。

●月１回のホルモン療法では、血液検査・注射・飲み薬で１万９０００×12＝22万８０００円、放射線治療後の血液検査・ＭＲＩ等で、１年間に３万円程度です。

●３割負担で、年２回のＭＲＩ検査と３カ月ごとの血液検査です。ホルモン治療は３カ月ごとでした。

●３割負担で３カ月ごとの定期検査１回あたり１万円前後です。

Q　患者の会はどのような活動をしていますか？

A

●「前立腺がん患者会」は、年1回の医師による講演会及び年1回の患者交流会を開催しています。

●患者交流会では、トモセラピー治療を受けた患者同士が悩みや不安などを自由に情報交換でき、心癒やされる場です。

●幹事をしていますので、2カ月に1回の幹事会に出席しています。今後は先生による講演会と年1回の患者交流会もあります。

●第10回の前立腺がん患者の会に初めて参加し、会の幹事も引き受けました。また、第38回幹事会（平成29年1月11日）に出席しました。

※「前立腺がん患者会」の活動については、巻末の参考資料「前立腺がん患者会アンケート集計結果」もあわせてご参照ください。

第４章

前立腺がん患者会　座談会

とある居酒屋の一室。「前立腺がん患者会」幹事５人による座談会が開催されました。治療中の苦労や不安、副作用についても本音で話し合いました。

出席者
市川太郎（仮名）／小野　恒／木下勝栄／
津川典久／立原　伸（仮名）

発病を知ったきっかけについて

市川　私の場合、定年の前に人間ドックを1回やっておこうと思っていまして、人間ドックは42か43歳のときに2回くらいやったきり16～17年やってなかったんですね。それで59歳のとき人間ドックでオプションのPSA検査やったらPSAの値が、6くらいありまして、もしかするとこれは前立腺がんの可能性があるかもしれないから針生検しますかって言われて、その結果がんが発覚しました。

それで転移がないかどうかとかMRIとか精密検査をいろいろやりましたら、ステージⅢでかなり浸潤していて、手術は手遅れですって言われまして。もう治らないともいわれて大変でした。

小野　初めてやったPSA検査が6だったの？

市川　そうです。PSA検査は59歳の人間ドックが初めてで、それまで全くやったことなかったんです。もう忙しいし面倒くさいし。

小野　会社のオプションで？

市川　いや、そんなものないです。

小野　なかったですか。私は５００円出すとオプションでできました。

市川　健康診断は一切オプションとかないです。あるとしたら胃のレントゲンだけです。レントゲンも45歳くらいから全員ですから。オプションがあれば相当見つかると思いますよ。

小野　意外とオプション受けない人多いんですね。

木下　自分は大丈夫だって思ってね。

市川　私の職場でこの話をしたら、前立腺がんではないですが、一人がんが見つかって今、治療が終わった人がいます。みんなに話してますよ、職場の平均年齢も男性は50歳以上ですから。皆さんに関係しますから。一人は検査に行って大丈夫でした。

木下　私の場合は町医者に高血圧でずっと通って薬もらってたんですけど、先生がたまにはＰＳＡ採ってみようかって。何の話か全然わからなかったんですけど、検査してみようって採ったら6ぐらいだったんです。４以上は怪しいんだけど、もう少し様子見ようかって、２年くらい様子見てたんですけど、９以上になって。大学病院か大きな病院紹介するから行くように言われてＤ病院へ行ったんです。検査したら10以上になっててＭＲＩやら骨シンチやら針生検やって、いとも簡単にサラリと前立腺がんですって言われ、サッとプリント渡されて、治療方法はこの中に書いてあるから選んで次回返事をくださいって言われ、告知を受けました。

立原 治療方法はいくつかお医者さん説明してくれましたか？

木下 口頭でなくプリントにみんな書いてあって、標準的な3つとプラスがあって。

小野 何もしないやつあるでしょ？

木下 何もしないのもありました。

小野 その時ステージはⅡとかⅢ？

木下 ステージⅡでしたね。

小野 値が高くてもⅡなんですか？

市川 私は6くらいでステージⅢだったんです。値とステージは別なんですかね。

木下 どうなのかねぇ。ⅡAだったかね。

小野 ⅡAかⅢ以上じゃないと治療受けられないようですね。

市川 私はⅢBでした。もうギリギリでした。

小野 私は、50歳から会社の健康診断のオプションでPSAは500円払うとできるのでずっと毎年やっていて、ずっと4以下だったんです。60歳になったとき急に4以上になって、医者が高くなったので紹介状書くから病院行ったらということで行ったんですけれど。医者が大丈夫だよ、前立腺肥大の気はあるけど薬飲めば大丈夫って。２週間薬飲んだんですけど良くないんで、針生検受けなさいって言われ、それで分かったんです。
　会社の健康診断でＰＳＡが過去４回か５回４以下できてて、自分なりにデータはあってまだまだ大丈夫かなって思ってたんだけど。４以上になって４以上でもまぁ別にいいかなって思ってましたけど。

市川　オプションはいくつくらいからですか？

小野　たぶん50歳からかな。会社によって違いますよね。

立原　年齢もそうでしょうが、会社のオプションの導入時期とかそれぞれですよね。

小野　でも若い人は受けないですよね。会社のオプションでやってたのが良かったのかなぁ。

市川　会社でオプションがあるっていいですよね。

木下　私もなかったですね。

小野　退職して国民健康保険になったんですが、国保にもありますよ。

市川　地域によって１０００円とか５００円とか。

立原　私も健康診断で前立腺肥大で、ＰＳＡ検査やった方がいいですよって言われました。会社の補助もあってオプションで何年かやって、数値が少しずつ上がってきて、健康診断の結果、面接で医師から泌尿器科でちゃんと検査したほうがいいですよって言われました。でも1年ほっぽっておいたんです。翌年の健康診断のとき泌尿器科へ行きましたかってまた言われて、病院に行ったら針生検やりましょうってことで、がんが分かったんです。

市川　針生検やる前に値はいくつでしたか？

立原　針生検のときで6点いくつでしたかね。

市川　ステージは？

立原　ステージは何も言われなかったです。初期のがんとだけ言われました。

市川　たぶんⅠかⅡか。

立原　針生検しても見つからないこともあるみたいですね。

市川　私は12針打ってその中の10針からがんが見つかったんです。

木下　うぉー。

市川　がんが大きくなって前立腺からはみ出していて、小腸と膀胱に浸潤してるって言われて。手術したら腸や膀胱を取らなくてはならなくて、ほぼ一生寝たきりで垂れ流し状態で何もできない。でも今は放射線治療があるからどうですかって。

もともと私の父が前立腺がんになったんです。父が72歳か73歳のときで、ステージⅡだったみたいなんですけど。ＰＳＡの値は80か90でものすごく高かったみたいなんです。それで手術に失敗して、間違って小腸を切ってしまって、出血多量で９時間の大手術になってしまいまして。手術の付き添いができなくて、当時携帯電話もなくて、手術が終わったって連絡がなかなかなくて。そんなことがあったんで手術は絶対いやだと始めから思ってました。

仕事柄、会社では毎日のようにがんの話は出てまして、今、治療方法はいろいろあって、放射線治療のことはよくわかってましたので、手術で前立腺取っちゃうのはいやだと始めから決めてましたね。医者も手術はダメと言うんで、すんなりと放射線治療で。

津川　定期健康診断で、通常ならば有料のオプションが１項目だけ無料ということで、無料ならばということで、特に何というわけではなかったのですが、ＰＳＡの検査を選択しました。ＰＳＡが９・５で、要精密検査。「前立腺肥大や前立腺がんなどで異常値を示しますので、腎泌尿器科専門医の診察が必要です」というアドバイスがありました。

まさに偶然、ＰＳＡの検査をしたから見つかったものの、検査をしていなかったら、がんであることを知らなかったし、その結果転移をしていたかもしれない。

針生検はどうでしたか

小野　針生検を初めてやったとき12のうち10。

市川　10見つかってがんだらけで、がんもでかいって言われました。

小野　１泊２日ですか？

市川　２泊３日です。

小野　痛かったでしょう？

市川　全然痛くなかったです。

人によっては脊髄に麻酔打つから痛いぞって言われたんですけどね。でもチクッてぐらいで、後はボワーンってしてきて、針打つってとき機関銃みたいな音がピシューンピシューン、音はすごかったんですけど、肛門をちょっと触られているくらいで、12針を5分～10分くらいで終わったんじゃないですか。

木下　何か違和感なかった？

市川　ただ麻酔が効いてるとき尿道に管つけられて、麻酔が切れたら違和感を感じて。夜中に痛くて痛くて眠れなくて、夕方やっと看護師さんが取りますよって。取る瞬間がギャッて痛かったんですけど。あとは血尿がおしっこのときずっと出てたんです。

小野　多分病院によって違うんじゃないですか。

木下　私の場合は下剤で全部空っぽにして、それでやりましょうって。仰向けでそのまんま足をあげられて、麻酔も何もなかった。違和感がものすごくあって。

市川　肛門からですか？

木下　プローブ（超音波探子）を入れて、ドンって音がしますよと言われて、痛くはなかったんですが、ドンという圧迫感があって。

小野　音はしますよね。

木下　画像を見ながらプローブを動かすときの違和感がいやで、もう二度とやりたくない。今でもいやですね。

小野　２泊３日？

木下　１泊２日。

小野　いくつ見つかったんですか？

木下　10何針かで6つくらい見つかって、尿道に管はなかったですね。血尿は出ましたけど、翌日の午前中まで何もなかったので昼くらいには退院しました。もう二度としたくないです。

市川　二度といやですよねぇ。

木下　病院によって違うんですね。

市川　なかには1回やって何にもなくて、何年かしてまたやる人いますよね。

立原　様子見は毎年やらないといけないんですよ。

小野　私は1泊2日で、大部屋で、手術室ではなくて処置室みたいなところでやりました。11やって3つ見つかって。ものすごく痛かった。麻酔はしたような気はしたんですけど。終わってからは看護師さんの肩を借りて自分で歩いて病室に戻って、次の日の昼ご飯食べてすぐ退院しました。やはり病院によって違うんですね。

市川　私は終ったらそのままベッドに移されて、そのまま寝てました。

木下　終わったら自分で起きて看護師さんに手を借りて戻りました。

市川　10年くらい前と最近では変わってますね。

立原　私は2泊3日でしたね。針生検がすごく怖いイメージがあって。入院した日に検査する医師とスタッフが巡回にきて、心配ないですよ、ドンって突っつかれたような衝撃がありますけど麻酔しますから痛くないですよって言われて、翌日やりました。尿道に管通さずに、控室まで車いすで行ってストレッチャーに乗せられて、手術室の手術台に。手術室も初めてで、ステンレス張りで途中からすごく寒くって、もう二度といやだなって思いましたね。私は様子見をしましたんでまたやったんですよ。

市川　どのくらいしてやったんですか？

立原　毎年って言われたんで1年後です。そうしたらがんが前回と違う部位から見つかったんで治療した方がいいということになったんです。

2回目の針生検のときは、研修医が3～4人いるなかでやりました。

木下　上半身にカーテンみたいな目隠しなかったですか？

市川　いやなかったですね、丸見えでした。

立原　ありましたね。

木下　始まるときにカーテン引いてくれたので一応、安心しましたね。

小野　私はなかったような気がしますね、なにせ処置室だから。

市川　針生検は手術に含まれるんですか？　生命保険でどの保険会社でも保険が適応されましたよ。
立原　私は検査だから駄目ですって言われましたけど。
市川　入院費も全部出ましたよ。検査を３月31日にすると言われたのですが、入院の月をまたぐと高額医療の関係があるので４月にしてもらいました。
小野　市川さん詳しいから。
木下　肛門から針を刺したって話ですけど。私は会陰（えいん）部から針を刺したんじゃないかなって思ってるんですよ。
小野　私は肛門からですよ、やっぱり肛門。
市川　私は肛門近くからでかなり細い針なんですけど、10㎝くらい刺してとるんです。10㎝針を刺すと痛いって思うんですけど全然痛みは感じなくて、一瞬で。正味３～５分。
立原　１回１回の間がそれなりにありましたね。
木下　１回１回言ってくれましたよ、「はい、いきましょー」なんて。
立原　エコーで前立腺の位置を確認しながらですよね。
木下　肛門でグリグリやるのが何とも違和感があったんですけどね。

立原　最近は日帰りでできるところがあるみたいですね。

市川　病院によって１泊とか２泊とかいろいろ違いますね。

立原　病院は出血とかあるんで大事をとって様子を見るんですね。

小野　ここの皆さんは、１泊と２泊がほぼ半分半分ですね。

津川　針生検は２泊３日でした。初めての入院で、大部屋のため他の方が気になり、初日の夜中はゆっくり眠れませんでした。入院の際、もしものために、同意書に宗派まで書き、少し暗い気分でした。

翌日は午後から針生検のため全身麻酔をして、針生検中のことは全く覚えていませんが、終わって起こされストレッチャーで部屋に戻りました。

その後、手術か放射線かの選択の際、それがトラウマ？　となり入院したくないという思いから手術を避け放射線を選択しました。

がん告知をうけたときの気持ちは

市川　父が前立腺がんになってまして、伯父さん（父の弟）もがんで亡くなっているし、母親の伯父さんもがんになっているので。自分は完全にがんになるなぁって覚悟はしてたんですけど、まさか60歳手前で見つかるとは思っていませんでした。しかも医者からがんが10年くらいたつんじゃないですかって言われて。えぇってショックだったのですが、覚悟もしていましたので。

一方で保険金もらえるって思いました。それはすごく救いでした。

木下　心の支え。

市川　ええ、心の支えですね。

ただ、がんはがんなので、この先何年生きられるかなって正直思いました。ただ周りの人から話を聞いてると、そんなに心配しなくていいよって。転移さえしていなければ一般的に大丈夫だよって言われて。

父親も前立腺がんを克服して別の病気で亡くなったので、まぁ大丈夫かなとは思ってますね。

いっときショックで、1日2日いやでしたけど、あとはまぁ慣れまして覚悟決めて普通に暮らしてます。

小野　奥さんには話しました？

市川　ええ、話しました。
小野　一緒に聞きに行ったんですか？
市川　告知を受けて電話したんですけど、普段そんなに泣かないんですけど、珍しく泣いてまして。かみさんのお父さんもがんで亡くなっているので、やっぱりがんに対する気持ちが強いんですね。
木下　あぁ、そりゃそうですね。
市川　ただ娘には話してないんですよ。母親にも言ってないです。言ったのはかみさんと妹で、会社では言いまくって、ＰＳＡ検査やった方がいいよって。
木下　子どもさんに言ってないんですね？
市川　受験の時期なので、余計な心配させたくないと思って。ただいずれ言おうと思ってますけど。
木下　私が告知を受けたのは11年前ですけど、私はその当時「がん」イコール「死」だと思っていましたし、もう何年か先には死ぬんだという頭はありました。父親も胃がんで亡くしているので、そういう思いはありましたね。
告知のとき、まず家族を呼んでくださいってあるんだと思ってましたが、検査が終わって2週間後に結果を聞きに来てくださいって。聞きに行ったらいとも簡単に、「100％前立腺がんです」って。もう頭の中真っ白で、プリント渡されて説明もあんまりなかったんですね。プリントの中から治療方法選んでくださいって言われて、あまり時間もなく終わったんです。その時のショックは病院の帰りも続いて、なんかボーとしながら1駅半くらい歩いてましたよ。

そのあとプリントをじっくり読んだり、自分で調べたり。プリントだけでは判断できないのでネットとか本とか買ったりして、前立腺がんは進行が結構遅いことも確認できたので精神的に落ち着いてきて。でも最初はガクってきましたし、落ち込みましたからね。

小野　私も針生検受けて、確か1週間後に行って、明るい調子で「見つかりましたよ」って言われちゃってね。多分医者も針生検やる前に触診してて大丈夫だよって思ってて。針生検で3つ見つかったけど様子見でいいよって言われました。「先生どうしたらいいんですか？」って聞いたんです。そしたら、結局様子見じゃなく治療しようってなって。ホルモンは毎月注射に行くのはいやだし、手術は失敗例とかいっぱい聞いてて絶対やりたくないし、そうすると放射線治療で。家の近くの病院に放射線科があるんでそこでと思っていたら、そこではピンポイントの放射線治療ができないので、紹介状書くからと。そんな感じでショックは受けなかったと言うか、覚悟もあまりしてなかったけれど、とにかく先生が明るい先生で「大丈夫だよ」って。確率的には５年生存率が１００％近いわけだから、あとは治療の選択だけで。家に帰って女房に明るく話したら、かえって前立腺がんでよかったじゃないって。子どもにも話したんだけど、本人ががん患者って感じじゃないんで、そんなにショックはなかったね。

市川　家族を呼んでとかじゃなくて、本人にズバって言っちゃうんですね。ステージⅣでも言うんですかね。前立腺がんじゃなかったらどうなんでしょうね？

小野　昔は本人への告知の希望を聞かれましたよね。うちの母親のときはそうでした。

立原　私も検査結果のときがんが見つかりましたって言われて、あぁそうなんだ、と。えぇっ、がんなのどうしようという感じはなかったですね。それでこの病院でできる治療方法を簡単に説明されて、あまりショックも受けずに、今の時代２人に１人はがんになるって言われてますし。

家に帰って奥さんに話したら、「そう、それでどうするの？」ってうろたえることもなくあんまり深刻さはなかったですね。子どもには治療が終わってから話しましたね。

小野　まあ、前立腺がん特有なものかもしれませんね。
木下　確かにせっぱつまった感じじゃないですね。
立原　進行が遅いこともあるんでしょうね。
市川　10歳くらい年上の先輩でステージⅣで転移もしてて、あと10年くらいしか生きられないって言ってたんですけど。もう10年以上になりますし、結構大丈夫なのかなって。
立原　結果を知らされたとき、骨への転移がよくあって転移してると厄介なことになるので、すぐ調べましょうって言われて検査しましたよ。
津川　間違いなく頭の中が真っ白くなりました。ここで（この歳で）死ぬのか？　なぜ自分が？　何か悪いことをしたのか？　って。

セカンドオピニオンをしましたか

市川　仕事柄N先生のことよく知ってたんで、N先生が関係する病院にって決めてたんです。かみさんもそう思ってて、はじめから意見一致で他に何も考えずにＩＭＲＴに決めてました。

重粒子線治療の方が精度が高いことは勉強してまして、高額な費用がかかってしまうんですけどやろうかなって思って医者に聞いてみたら、重粒子線治療はまだ結果が出てないいって。生存率のデータも少ないので何とも言えないわけですね。それで最初の思い通りＩＭＲＴにしました。

木下　私の場合は、告知を受けた病院がＧ病院で、そこの先生は手術一辺倒なんですね。自慢するわけです。午前中手術すればその日の夕御飯も食べられるようになるって、手術勧められたんですけれどね。

３Ｄ放射線だと副作用が少ないという本を読んでいて、放射線治療って面白いなって感覚があったんです。そうこう調べているときに、東大のフォーラムみたいなのがあって、そこで手術と放射線治療は結果としてほとんど同じという話を聞いて、放射線治療っていいんだなって思いました。３Ｄじゃないんだけど、もっとコンピューターで制御するＩＭＲＴと分かって　放射線治療を決めてたんですけど、セカンドオピニオンというより、ダメ押しで聞いてみようって病院に行って、背中をポンと押された感じがしたので決めました。

小野　私もセカンドオピニオンはしなくて、放射線治療やりたいって言ったら、仕事やりながらできる病院があるからって即決です。

医者を信じるしかないかなって。医者を信じて治療法も信じるしかないじゃないですか。ただもうそれにかけるって感じで。


立原 がんセンターを紹介されて行ったら、手術いつごろやりますかって、そこからの話で。えぇってなって、手術しかないんですかって聞いたら、放射線ありますけど放射線するんですか、みたいな話で。私の場合どういう治療がいいんですかって聞くと手術に傾いた話ですごく不信感覚えて、考えますって帰ってきたんです。

入ってた保険のメニューでセカンドオピニオンができたので、保険会社に相談したら要望を聞いてもらってセカンドオピニオンをアテンドしてくれたんです。それで奥さんと行ったんですが、泌尿器科の先生で、検査データを基にがんの状態を丁寧に説明してくれて、治療方法もダビンチとか放射線もいくつかよく説明してもらい、納得して帰ってきました。

その前に色々調べていて、どことなく放射線にしようかなって思ってたんですね。がんセンターでＩＭＲＴのことを聞いたとき、放射線の照射の仕方が結構アバウトだなって思っていろいろ調べていくうちに、トモセラピーに出会って、実績と治療時間が最適だった病院にしたんです。

私はセカンドオピニオンしてとってもよかったですよ。

小野　セカンドオピニオンってお金はどのくらいかかるんですか？

立原　通常3～5万円くらいじゃないですか。このお金出してでもやった方がいいって思います。ただしセカンドオピニオンの医師に治療してもらうことは基本的にできないようですね。

私の場合は保険のメニューの一部にセカンドオピニオンがあったので、費用もかからず、こちらの不安なことや聞きたいことをもとにセカンドオピニオンの医師をアテンドしてもらったのでとてもよかったです。自分で探そうとなると結構大変なことかもしれませんね。

小野　普通セカンドオピニオンってどうやって見つけるんですか？

立原　自分でインターネットとか本とかじゃないですか。

小野　難しいですよね　分からないですもんね。

木下　病院を先に選ぶか先生を先に選ぶかですよね。

私の場合、東大のフォーラムに話を聞きに行って、いろいろな先生の話をその場で聞けて、中には著書を読んだことがある先生もいて。放射線治療がいいなって半分決めて、このフォーラムに出席していた先生を頼りに、データ持って病院に行ったんです。

立原　がんの告知前に放射線治療の本を読んでいたのは何かあったんですか？

木下　たまたま本屋に行ったときに、何か目と目が合ったんでしょうね、本のタイトルにね。結構分厚い本でしたよ。告知を受けたとき、その本を書いた先生のところへ行こうと思ったくらいです。それでいろいろ調べたらトモセラピーというのがあって、もっとも良い治療だなって。それでトモセラピーにあこがれたって言うか、かけられるっていう安心感があって。

小野　すごいですね、調査能力っていうか。

立原　調べるってやっぱりネットになっちゃうんですか？

木下　そうなんでしょうね。中には嘘っぽいのもあるんで見極めないといけないんですよ。あと患者のホームページとか。私も急きょホームページを立ち上げましたよ、見よう見まねで。診察や治療に行った日に書き込んで、いまだに続いてますよ。今度ブログに移行します。

津川　泌尿器科の医師から、手術か放射線かどちらでも同じぐらいですと言われ、自分で考える余地を与えてくれました。絶対手術をしましょう、と言われたらセカンドオピニオンをしたかもしれません。

放射線治療を選択した理由は

市川　父親の手術でいやな経験してますので、最初からがんになったら放射線治療って決めていました。１００％放射線って決めてましたので。

小野　それはどんながんになっても？

市川　いや、がんによっては放射線治療できないのもありますから。でも大方のがんの場合はできるので、放射線治療できるがんだったら放射線って決めてました。医者から手術じゃ無理だって言われて、なおさら放射線治療でお願いしました。

小野　転移があったっておしゃったでしょう？

市川　転移じゃなくて、浸潤して小腸や膀胱に達してたけど転移はしていなかった。

最初っから放射線治療かと思ってたらがんが大きすぎて、まずホルモン治療でがんを小さく弱らせてから放射線治療しましょって先生から言われました。ホルモン療法って言っても毎日薬を飲んで、副作用でつわり症状が出ることとおっぱいも出てきますって言われたんですけど、あまりなかったですね。

木下　注射は？

市川　注射は2～3カ月に1回お腹に打ってました。ただすごく高いんですよ。でも保険の適用ですから。

小野　注射は何回くらい？

市川　3回か4回やりましたね。それが終わってから放射線治療で。

木下　お話ししてきたとおり前々から本を読んだり調べたりしてて、一番ポイントになったのは、手術だと尿失禁するということ。それも1年くらい。スイミングスクールに行ってたのでそうなるとプールも行けないし、失禁するといやだなぁって。ピーンときてこれは手術は絶対だめだなって思いがあったし。切っちゃったらもう終わりですね。何か怖いなぁってのもあったし、まだ仕事してたので仕事休むのも、皆に迷惑かけるのも嫌だったし。それで放射線治療を選んだんです。治療を終えてみて間違いなかったなぁって思います。

市川　手術っていうのは前立腺取っちゃうってことですよね。取っちゃうってことは男性機能が完全になくなるのかなって思ってるんですけど。取っちゃうとどんな支障が出るのかわからないんですよ。

木下　勃起神経痛めちゃうと勃起しなくなっちゃいますけど。

小野　私も基本は手術いやだなと。ホルモンもいやだなと。消去法で放射線治療しかないなって。通院も仕事しながらできるし、生活のサイクルに支障がないから、会社にも言わなかったですね。夜通院してること誰にも分らなかったんです。だから消去法で。

木下　手術がいやってどういうところから？

小野　何かねぇ、体にメスを入れるのがすごくいやで。

木下　それまで手術は？

小野　1回もない。手術っていうのは微妙なところだから、ひょっとしたらいろんなところを切ってしまって、尿が垂れ流しになるとかね。勃起しなくなるとかね。切らなくて治る方法があればって思って。

木下　それは同じ気持ちですね。

立原　私も結果的には、一番は失禁が心配なことと勃起です。まだ仕事してたので、そうなるとおむつして会社に行くのかみたいに思いました。あと約1カ月くらい入院となると一番は奥さんに負担を掛けるのでそれはしたくないなってことで。

津川　手術と放射線治療で、治療効果はどちらも同じくらいとのことなので、できそうな病院を選択しました。電話で聞いてみたら、まず仕事をしているということで、手術をするならば2～3週間は休まなければならない。手術費用に加えて入院費用もかかる。

放射線は、なんとか通える病院が見つかって、しかも夜間治療をしている。治療効果はどちらも同じくらいとのこと。手術でばっさり患部の部位を切り取ってさっぱりしたいという気持ちがあったが、がんを取り切れなくて再発す場合もあるようでした。

放射線治療は38回の照射だが、1回1万円ぐらいとのこと。38万円ならば手術より安いかもしれない、など総合判断で放射線に決めました。

しかし、今でも放射線をあてて患部がどうなっているのか想像もつかないです。治ると信じて選択しました。

治療中のエピソード

市川　まったく痛くもなんともなく。治療のとき尿を溜めなくてはいけなくて、便は溜まってちゃいけないので大変でした。両方出てしまったときがあって、1時間半くらい治療を待ったこともありましたね。コーヒーを飲んでおしっこを調整したりしました。膀胱を満タンにしてくれって言われましたが、38回の治療のうち20回目くらいで満タンまで行っていなくて治療したこともありましたね。

治療のとき、目印をお腹にマーキングするんですけど、海水浴に行ったとき子どもにそれ何？　って聞かれないように隠すのが大変でしたね。

何にもなかったなって感じで、むしろこれで治るのかなって思ったりもしました。治療が終わったときは何でもなかったのが、今は尿の回数が（もともと多かったんですが）1時間に1回くらいで少し増えて、原因はわからないんですけどおしっこをすると尿道がちょっと痛いなって。残尿感が今でもありますね。これがちょっといやだなって思っています。

木下　私の場合、病院まで遠距離でしたけど、尿を溜めるとかで失敗したことは1回もなかったです。途中でおしっこをしたり、何もなかったんですけど、たまたま台風が来たときがあって、電車も止まるかもしれないので、前日に病院の近くにホテルをとって治療を受けたことがありました。

副作用はおしっこトラブルで、急にしたくなるんですね。だから通院の途中でしておかないとだめなんです。あと下痢とか軟便とか頻便も治療3週間目くらいにありました。

市川　けっこう便に関してはいろいろあるみたいですね。私は逆に便通がよくなりましたね。

木下　治療後半のころ疲労感が出てきましたね。なかったですか、疲労感？

市川　全然なかったですね。季節は何月頃だったんですか？

木下　我慢強いほうなんですけど、8月だったんでなおさらそうだったんですかね。

小野　私はやっぱりね、尿を溜めて便を空にすることができなかったことが3回くらいありましたよ。ひどいときは溜めて順番を待って終わったのが夜の11時半くらいだったことがありましたよ。

市川　1回腸にガスが溜まってて、ガス抜きをしたことがありました。

治療を待っている人の中で我慢できないってトイレ行っちゃった人もいましたね。

小野　年齢的なものもあるんでしょうけど。

私は通院を健康のためもあるんですけど、ウォーキングで1時間くらいかけて通ってました。ペットボトルで給水したりして。極端に悪いことはなかったんですけど、一応便秘薬をもらいました。使わなかったけどね。結果的には良かったなって。

立原　私は治療が朝でそれから会社に行くパターンで。今までの排便のサイクルとうまく合わなかったので、市販の整腸剤飲んだりしてましたけど、あまり効きませんでした。治療中、医師の面接があって、この話をしたらあんまり気にする必要ないですよって。放射線技師の人は細かく言うことがあるかもしれませんけど、そのことで大きく影響しませんからあまり気にしないほうがいいですって言ってもらい、少し安心しましたけど。

治療の機械に入っているとき何かありませんでしたか？

木下　寝ちゃったことがありましたね。

立原　眠くなりますよね、音がするわけでもないし。

市川　ＭＲＩだったらものすごい音がするけど。別に何も考えなかったなぁ。

木下　腸が過敏性腸症候群になったことがあって、そういうふうになる人も多いみたいです。ストレスがあったんでしょうね。

市川　下痢をするんですか？

木下　そう下痢になっちゃうんですよ。

津川　準備のＣＴ（おなかに＋を書く）の時に、おしっこを溜めているつもりが思ったより溜まっていなかった。もっと溜めておかなければと思った。
放射線治療の際は、結構溜めて行ったので、放射線治療38回中1回も取り直しはなかった。治療が夏で良かったです。冬だったら、寒くてとても蓄尿ができなかったと思います。便ガスを排除する必要があったので、毎日16時には排便して、便ガスが溜まらないようにしました。一度も治療中は起きていられたことがなかったです。そして、文字通り痛くも痒くもなかったです。
仕事が20時に終わるので、毎日ダッシュで病院に駆け込んでいました。

治療中、会社や家庭などで困ったことは

市川 会社には治療中の2カ月間、勤務体系を変えてもらって、支障もなく治療できてよかったなって。家庭の面でも特に何もなく困らずにできました。

木下 困ったってことがあんまり記憶にないんですよね。うちのも「行ってらっしゃぁーい」って、苦労とかそういったことがなかったなぁ。

小野 会社の後輩に話したら天皇陛下がかかる病気だから、高貴な人しかかからないん

ですからすごいねって。放射線治療ができるってことは、治る見込みがなかったら治療できないんですから良かったんじゃないですかって。

家族も毎日歩いて治療に行くし、顔色も良いのでそれはそれで良いんじゃないって。

立原　私も困ったことって全くなくて、逆に周りが心配してくれて、かえって恐縮してしまって。飲みに行っても飲んで大丈夫なのって心配してもらったりして。

津川　治療を始めて１週間ぐらいたったころ疲れを感じました。ヘルプマークを付けて電車に乗ったが、結局席を譲ってもらったのは１回だけでした。

職場は立ち仕事で、休めない（代わりの社員がいない）ので頑張るしかなかった。

治療を終えて

市川　ホッとしたんですけど、後遺症だか何だかおしっこのときちょっと痛いのがいやだなって。

あとＰＳＡの値がちょっとずつ上がってきてるんですね。医者は全然なんともないですよって言うんですけど、大丈夫かなって心配で。じわじわ上がってるんで60代の終わりの数値がこのくらいになって再発になるのかなって心配がありますね。男の平均寿命からするとそうでもないのかなって。あんまり考えてもしょうがないのかなぁ。でも良かったなって思ってますよ。

木下　晩発性（治療が終わって1～2年後に発症）の副作用で、下血もそうなんですけど1年後くらいにペニスの冷感があって病院で診てもらったんですけど、原因がわからなくて半年くらい続いてそのあと治りました、その後、勃起しなくなってそれから男性機能終わったんです。これも副作用になるんだなぁって。

市川　男性機能がなくなったって人いっぱいいるんじゃないですかねぇ!?

木下　いるでしょうね。

市川　小っちゃくなった気がするんですよ。

木下　私も感じる。

小野　私もそう。

立原　私も1年半くらいから冷たいって感じがして。

小野　副作用なんでしょうね。

木下　ＰＳＡの値が治療後微妙に少しずつ上がってるんです。治療して11年になるんですけど、７年目にＭＲＩで検査したら再発していると言われ、ホルモン療法はいやだって断っていましたが、ググッて上がってきたので、ホルモン療法始めたらグッと下がったんです。抑えてるってことでしょね。

市川　私もホルモン療法してるとき全然女性に関心なくなりましたね。

木下　極端になくなりますね。

市川　男性ホルモンとＰＳＡは関係があるんでしょうね。

木下　そうなんでしょうね。

立原　比例してるんじゃないですか。

木下　女性化するわけじゃないんでしょうけど、男性ホルモンを抑えるんで更年期障害みたいになるんですね。

小野　自分で選んで治療して、そんなに大きな問題もなくて良かったなって思ってます。

立原　良かったんですね。トイレも治療前は１時間半が限界でしたけど、今は全くそんなことも気にしないで飲んだり食べたりしてますしね。

わかりませんが手術してたらこうじゃなかったのかなって思います。手術した人の話を聞くと格段に違います。本当に良かったと思いますよ。

津川　治療が痛くも痒くもなかったので、治療中も実感がなく、２カ月後に治療が終わっても、腹部のプラス記号が薄くなり消えても終わった実感がない。

最終日も普通に帰り、明日から来なくても良いのかと少し気が楽になったが、何もしないことがかえって不安となった。手術で、退院という儀式があると、ああ終わったと実感を感じるが、放射線はほんとに何もないのだ。

とにかく、最初の３カ月後の検査でＰＳＡは１・４まで下がっていたことでようやくほっとした。

これからは３カ月ごとに検査し、再発していないことを確認する必要がある。一生、通わなくては。

参考資料

前立腺がん患者会
アンケート集計結果

■前立腺がん患者会　第１回アンケート

第１回「前立腺がん患者会」講演会（2011 年２月 17 日。参加者 200 名）にて実施・回収したアンケート（母数＝ 184）を以下に集計した。

1．第１回「前立腺がん患者会への参加希望度について

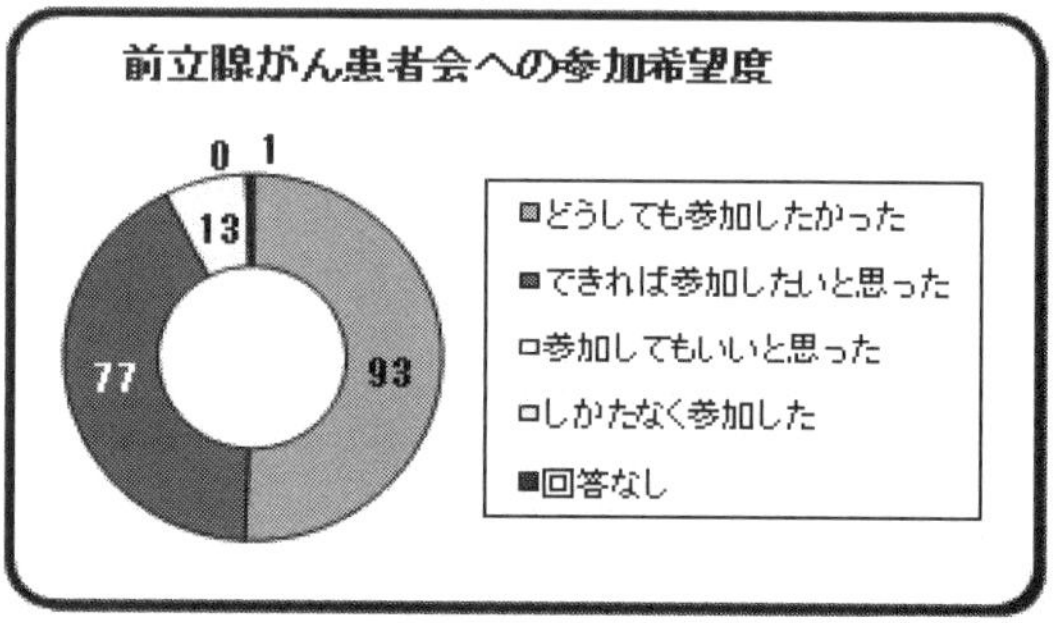

2．【１部：講演】は有意義でしたか

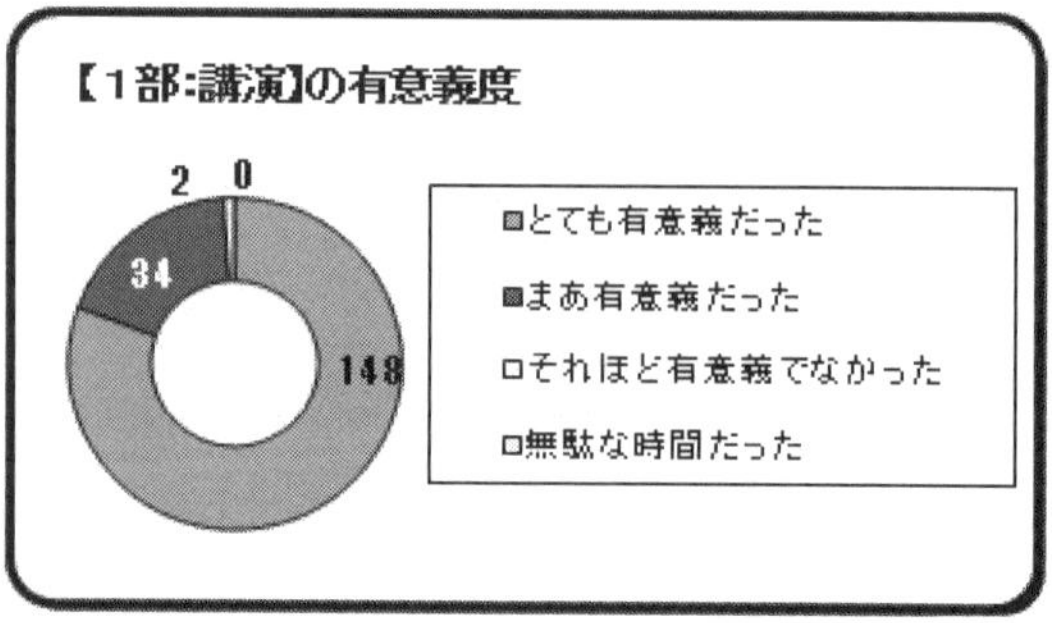

【ご意見】
・治療後２年以上経つが全く出血したことがないので。

3.【1部：質疑応答】は有意義でしたか

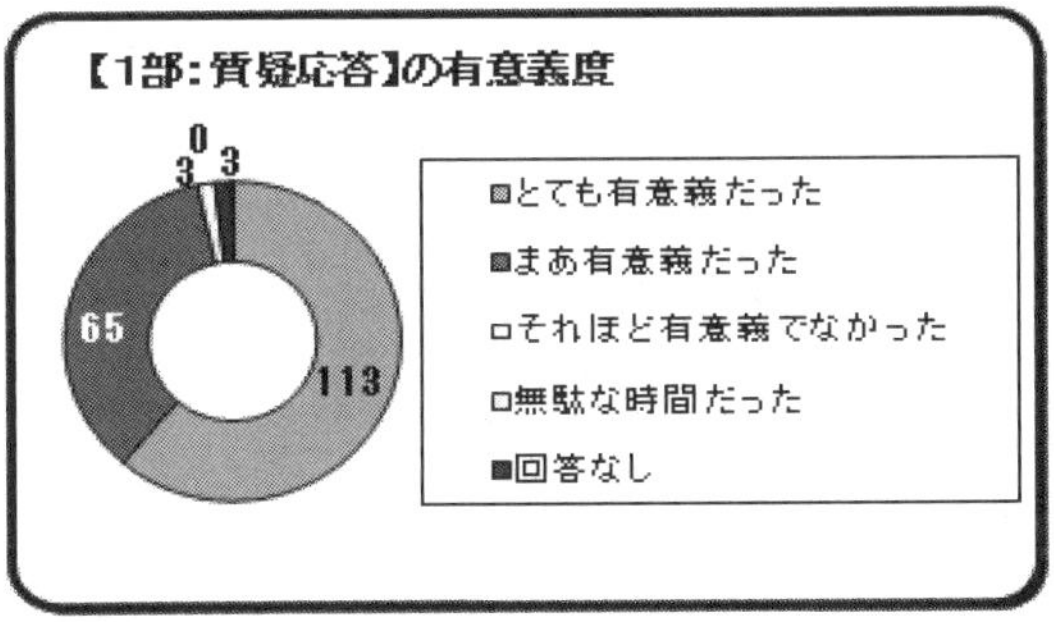

【ご意見】
・時間が足りなかった。
・個別の質疑を避けた方がよかった。
・質問内容が若干一般性に欠ける。
・質問のポイントを簡潔に！
・無駄な説明が多い（？？？）

4.【2部：交流会】は有意義でしたか

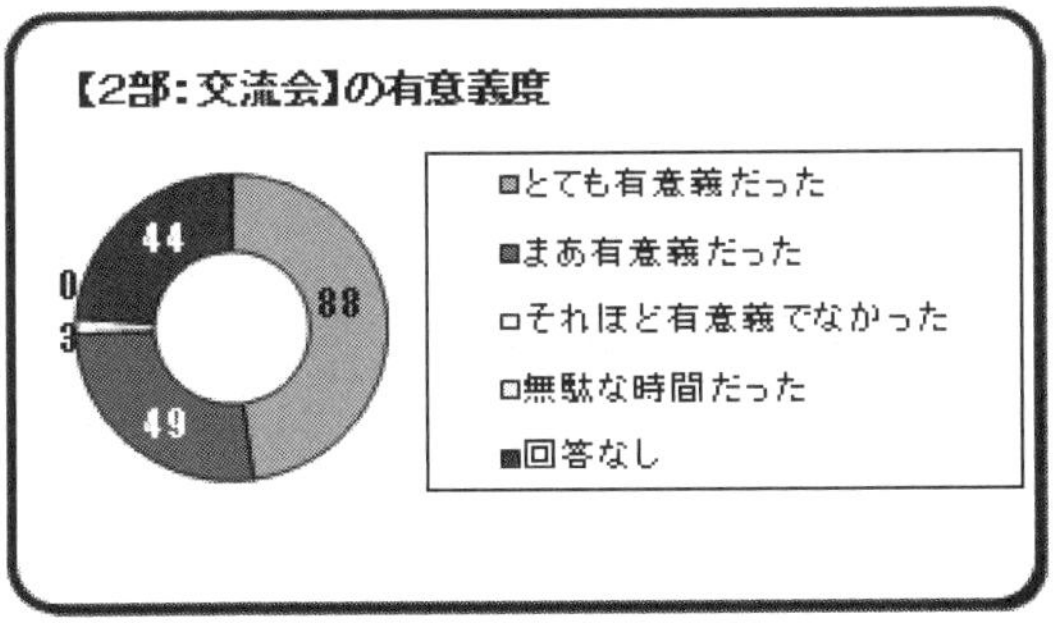

【ご意見】
・第１回としてはまあまあ。今後はファシリテーターが必要と思う。
・短時間の雑談的なレベルにとどまっていました。
・特定の患者と話し合ってもあまり意味がない。

5．今回の「前立腺がん患者会」の運営について

a．全体の時間配分

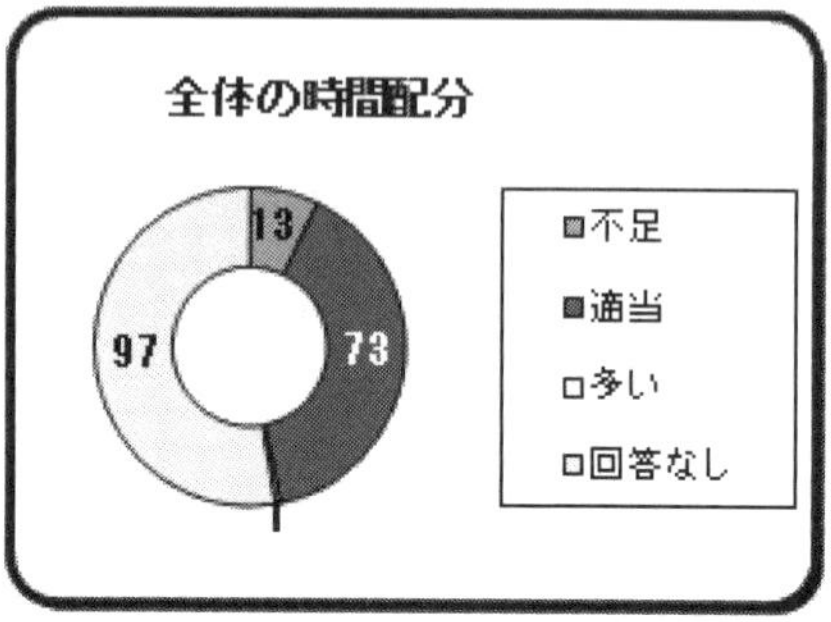

b．【1部：講演】の形態

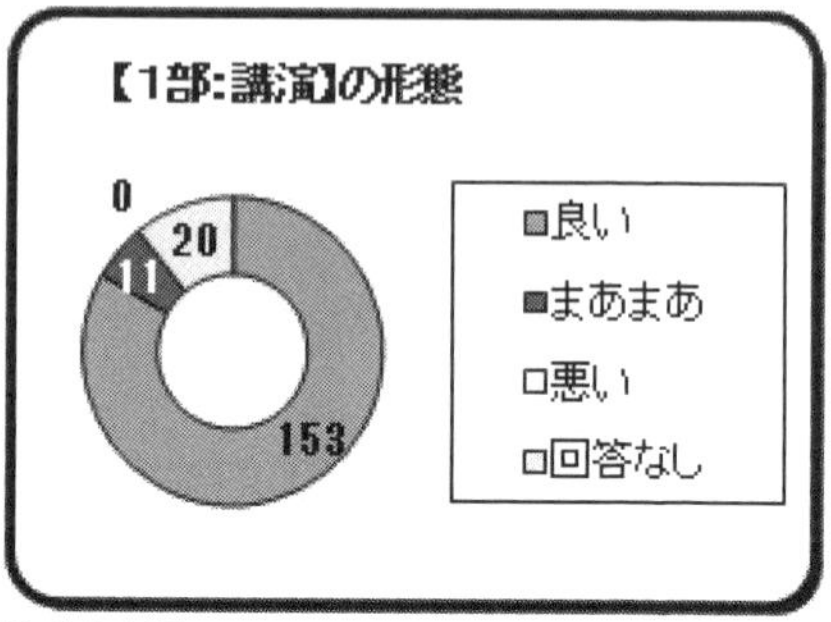

【ご意見】
・ただし簡単な資料があればなおよかった。

c．【1部：質疑応答】の形態

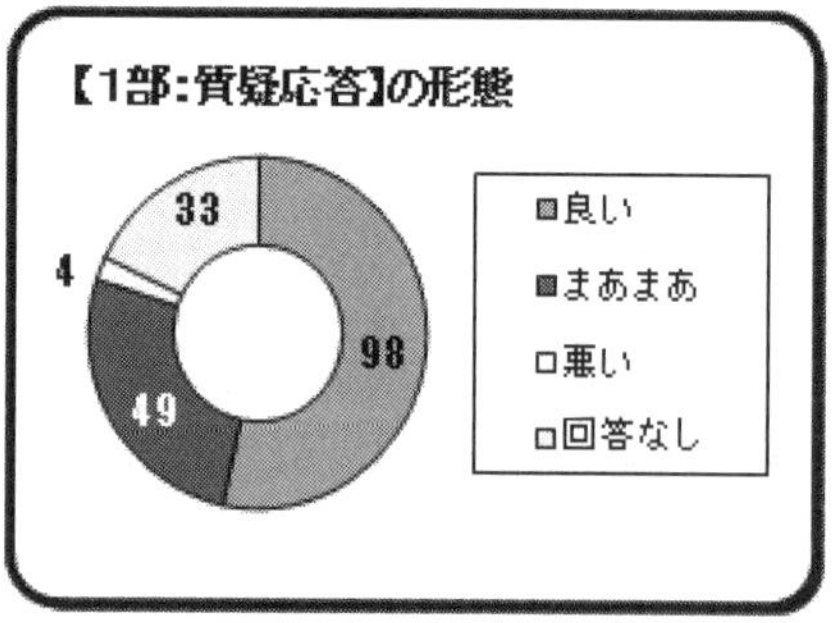

【ご意見】
・時間不足の意見多数。
・質疑の時間がもっと長い方がいい。
・工夫が必要。
・個別の医療相談にならないよう質問者も先生も配慮はしていたが
　時間的にはどうしても足りない感じが否めなかった。
・事例を多く。
・この為の時間がもう少し欲しい。

d.【2部：交流会】の形態

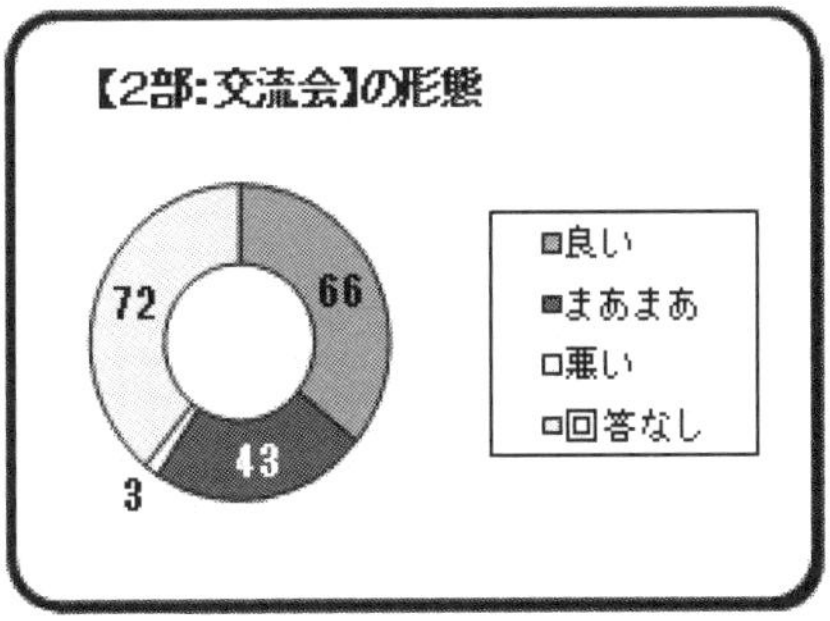

【ご意見】
・１席に１人位のアドバイザーが欲しい。
・会場が騒々しく話しがお互いに聞き取りにくいのが難でした。
・なかなかリズムが出来ない。
・治療期間がバラバラだから十分な情報が得られない。
・各自のバランス、ベクトルが一致しない。
・同病相哀れむ気持ちが今まで以上に感じられた。

6．次回、また参加したいと思いますか

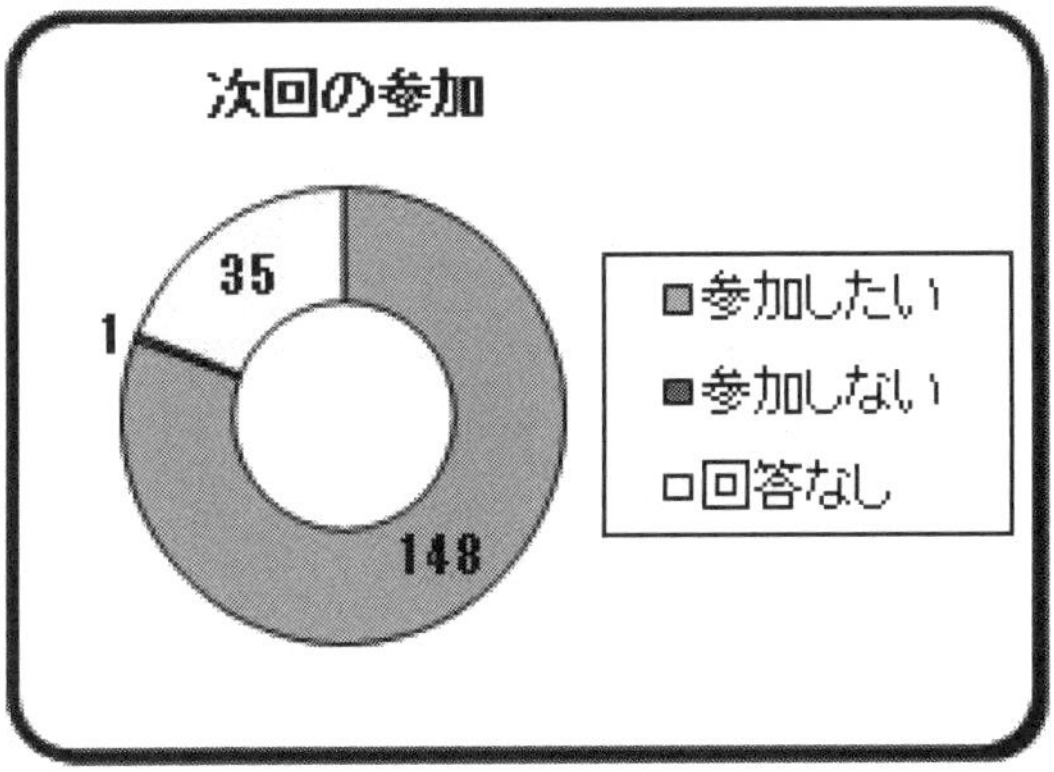

7．次回に実施して欲しい内容

・10年は通院してくださいとのこと。10年後からどのような通院になるのか、通院しなくて良くなるのか？
・副作用として排尿時の尿道の痛みについて(直腸・肛門の出血以外に)。
・PSAの経過状況（数値)。
・日常生活上、注意すべきこと、例えば食事の内容、酒はよいのか。
・トモセラピーのみに限らず重粒子線や一般の放射線治療の例などくわしく知らせていただければ本人や家族や友人・知人に役立てたい。
・トモセラピーによる治療の範囲（病気）と放射線治療の進歩について。
・先生の話中心で良いと思う。交流会は小グループで。
・質疑を中心にすると大変参考になる。
・HDP療法について説明してください。
・転移について。再発への対処法。
・出席前に質問を提出。
・副作用の態様。
・後遺症についてもっと知りたい。
・長期間に亘る副作用の内容等知りたい。
・治療終了後のアフターケアーに対してのテーマで
・またH先生のご講演をお願いしたい。
・お話だけで良くわかりました。
・前立腺の症状、治療についての講演。
・再発した時の対処法等。
・知識不足でわからない。お任せ。
・講演内容をもっと広くして欲しい。
・本日、H先生が副作用に関して説明くださいましたが、次回もお願いしたい。
・患者側の体験はどうでしょう。
・自分の治療が長期になるとのことで、一生のつきあいになると思う。
・もっとも多い病後疾病を重点的に説明していただいたらと思います。
・問診時にアンケート用紙に必ず記入しておりますが皆さんの結果集計による資料を作って欲しい。
・質疑応答の時間を多く取って頂ければ良いと思います。
・他のがんについての放射線治療について。
・再発、転移について、治療方法。
・がんの仕組みに関する説明。
・アンケート等の集計を表にして頂きたい。
・副作用の実態等。
・トモセラピー以外の治療についての情報。

・副作用について詳しく。
・転移に関すること。
・個別の体験を数名の方に話して頂く（全体が集まっているところで）。
・交流会は大変良かった。また参加したい。
・形態を変えると違う話が出るかも。
・食事の？？化、以外の原因とその予防策。
・幹事の方大変ご苦労さまです。今後、会を重ねて行く中で、テーマ毎の分科会形式（同じ悩みを持つ患者のグループ化）ができれば……と期待しています。
・多人数で話すので聞き取りにくい。話が散る。
・患者の中での体験談があれば発表する機会があればよいと思う（良い例、悪い例）。
・一番不安なことが再発ですので、それをテーマにしてください。
・最新の情報を提供して欲しいと思います。
・自由な討論ができる場が欲しい。質問できる機会を設けて欲しい。
・副作用経験者のお話の時間帯を多く取って頂きたい。
・交流会の時間を多くしてください。
・現在治療している、予後のｄａｔａを公表して欲しい。
・各種副作用と対応等について。
・先生のお話。
・トモセラピー治療患者で７７０人の再発状況が知りたいです。
・副作用で血尿の事について説明願います。
・引き続き副作用についてお話しください。今後も是非続けてください。大変勉強になりました。ありがとうございました。
・患者会→ＳＨＧ＋ＭＳＷの融合のより健康につながる事に期待する。
・出血者の経験談。
・先生のお話。
・副作用の実体と具体的な話会が聞きたい。
・毎年４～５月頃会を実施して欲しい。
・治療後のこと中心に。
・最新の情報を伺えて大変ありがとうございました。
・前立腺がん以外にトモセラピー治療例いかに。
・治療後の経過月数等でグループ化して欲しい。
・不安を解消してくれるような議題（企画）立案してください。
・先生のお話と交流。

8．「前立腺がん患者会」全体に関してのコメント

・頻尿の問題も話題として取り上げて欲しい。
・副作用についてさらに詳しく説明して欲しい。
・再発について。
・ホルモン療法と心臓の関係について話を聞きたい（天皇の病気と同じです）。
・メール便やweb上にホームページをやって欲しい。
・定期的に開催して頂きたい（年2回）。本日の先生方の講演内容を会員に報告願いたい。
・ざっくばらんに意見交換ができました。
・先生方の話は大変役に立ちました。今後増えると思われます、前立腺がん以外のがんや、注意すべき難しいがん等いろいろお聞かせください。
・会費制でも良いのでテーブル席でやって欲しい（5人位のグループで）。
・とても良いことだと思う。
・有意義な組織だと思う。発展を期待します。
・会費を負担してもよいと思いますので、金額を決定してください。
・時間帯はもう少し早い時間がよい。夜帰るのはさけたいと思います。2部は体調不良のため退席。
・やって欲しい。
・治療を受けた人の副作用の詳細な統計値を知りたい。
・事前に質問を集めて選べばと思います。
・定期的に続けて欲しい。
・今後も長期に亘る運営をお願いしたい。
・同病者の多さに驚いた。皆さん真剣だ。あまり長いと体力的に無理だ。
・継続開催を希望致します。
・本日の様で良いです。
・良い。
・人数が多い。
・交流会で副作用に苦しんだ人の説明を聞き、PSA0.002ですが、照射後半年怖くなった。
・時々やってください。
・まだ全体がつかめない。
・できるだけ同時期に治療した者同志でグループをつくったら良いと思う。
・地域別にグループを作れば。
・勉強になりました。

・今日参加して一番の収穫は2年後から出血をすることが解ったことです。
・多少なりの知識を知ることができた。自分と異なった人の意見も聞けて良かった。
・メール交換ができればと思います。
・幹事さん御苦労さまです。ありがとうございました。
・疑問事項が明解に回答され気持ちがスッキリした。
・個別の疑問に対して紙面などで先生が答えてくださるような仕組みづくり。
・またやって欲しい。
・立ち上げてくれてありがとうございます。
・発会に感謝します。当面は今回の内容で良いと思う。
・先生方のお話を聞いて勉強するのも有意義なので、そういう勉強会的な場合と、ある程度患者が病院や医療者から独立して（極端な場合、病院側と緊張関係になる可能性も考慮して）独自の悩みを話し合う場合と性格が二つあると思います。
・経過年数別にしたら？
・交流会はある程度年齢のグループに分けて欲しい。
・半年に1度位が適当だと思います。
・この一期一会を今後共大切にして行きたいと思います。
・始めての会で有意義でした。ありがとうございました。
・交流会は治療時期をなるべく同じ頃のメンバーで構成すべきと思います。
・治療の経過年数別に実施するのもよいのでは。良かったと思います。
・有意義であった。
・宿泊にて会を。
・大変有益でした。
・良かった。
・病院に費用を負担させるのは心苦しいので、会費を設定して徴収すべきと思う。
・無料では会が続きませんので有料も検討してください。グループは治療同時期の人を中心に話しができればより楽しくなります。
・患者会の前立腺がんだけでなく高齢者は多病をかかえるのでヘルスプロモーションとの係わりもあり得るのか。
・大変ありがたく思います。
・これだけトモセラピーに感謝している人が多くい

たことが分かった。
・会を立ち上げて頂き大変ありがたく思います。今後とも宜しくお願いします。
・運営は大変でしょうが頑張って頂きたいと思います。
・続けて欲しい。
・治療後の経過月数等でグループ化して欲しい。
・会費制でもいいですから継続してください。
・困っている問題の紹介。私は82歳で少し耳が聞き取れないのですが、会場の拡声器がにぶくてよく聞き取れませんでした。
・今回、無料で開催されたのは不思議です。会場費、通信費など必要経費があると思いますので、然るべく会費をとってください。長く続いて欲しいと思いますので。
・会場費など金銭的なことを幹事団で協議して欲しい。
・2年位すると下血があるという話しは参考になった。
・これから会員がふえるので今回のような開催会ができるだろうか？　インターネットホームページを活用しては。
・皆さんの話を聞いて元気をもらいました。
・気持ちが少し楽になりました。企画ありがとうございます。
・治療年次（半年ペースでも可）のグループに分ける。
・会を継続するには多少の会費は必要ではないですか。
・よいことです。グループはトモセラピーの受診時期ごとに区分してください。話しが合わない部分があった。
・会費を集め運営に供してください。

■副作用等についてのアンケート

「前立腺がん患者会」交流会・講演会（2013 年 11 月 2 日）にて実施・回収した標記アンケート（母数＝ 103）を以下に集計した。

1．治療後の経過年数について

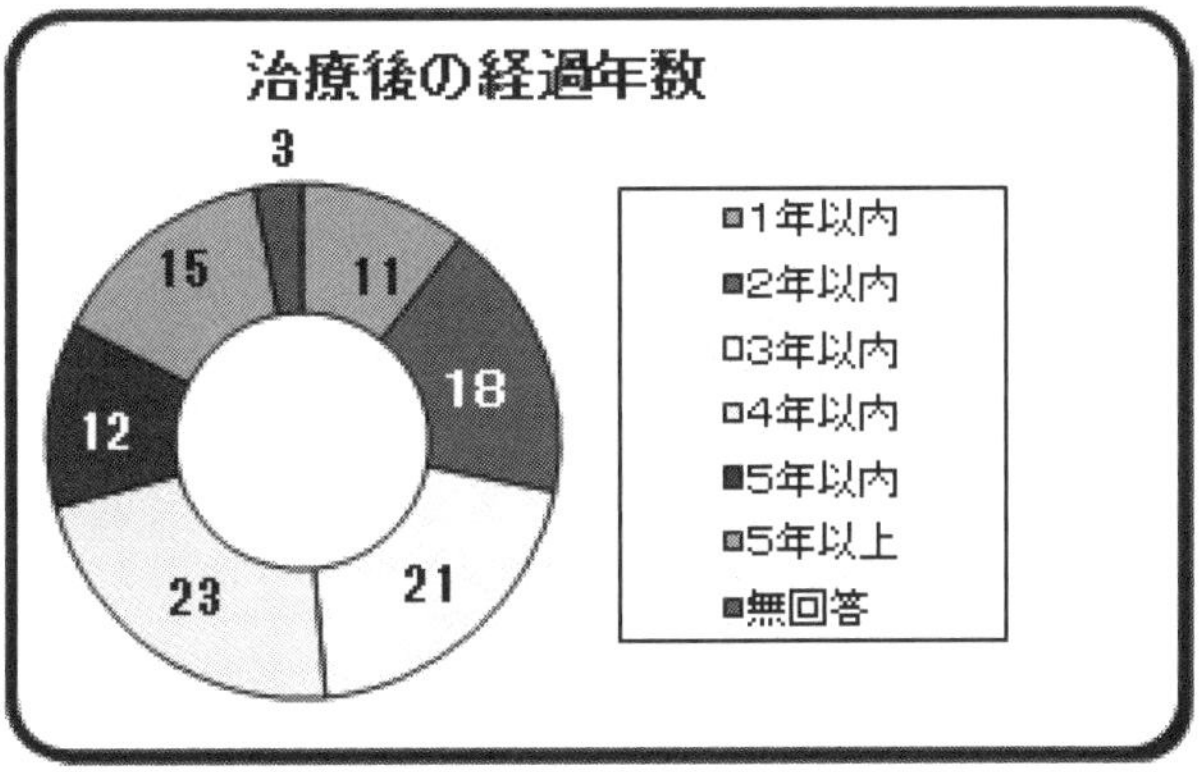

2．治療後のＰＳＡの推移状況について

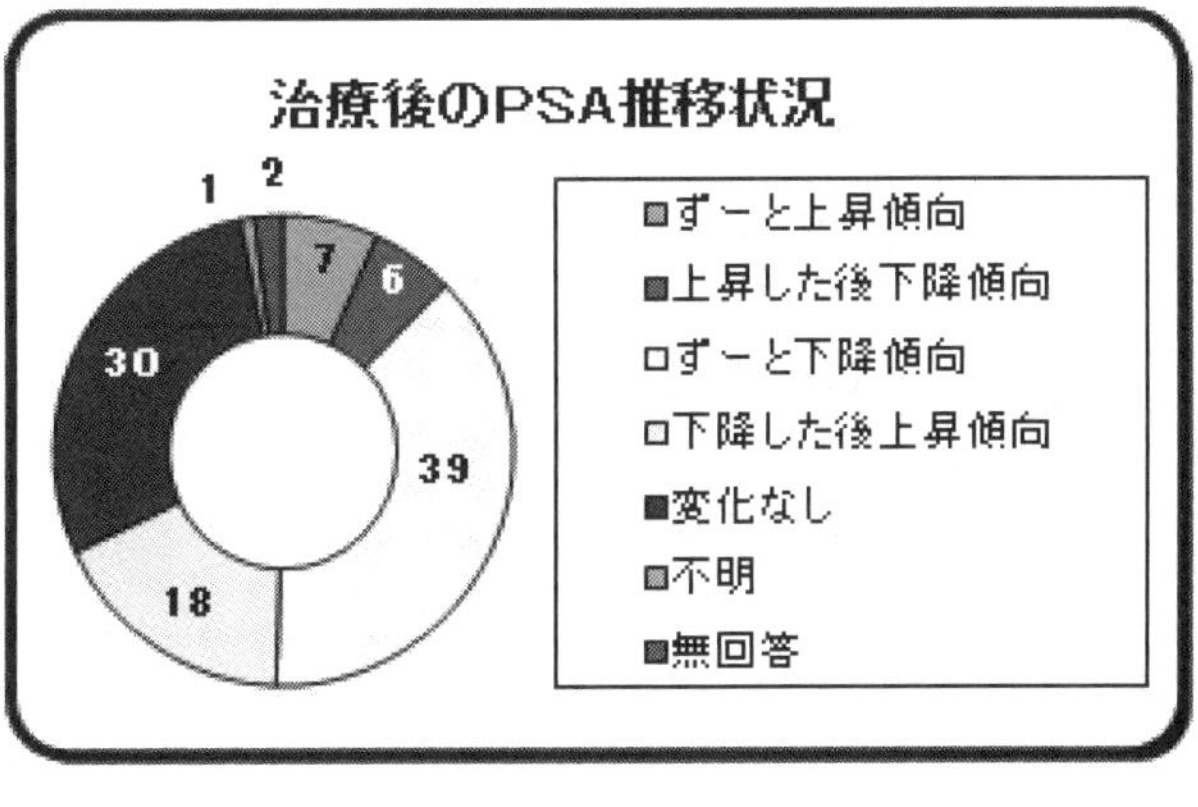

3．現在の副作用の有無　（重複回答）

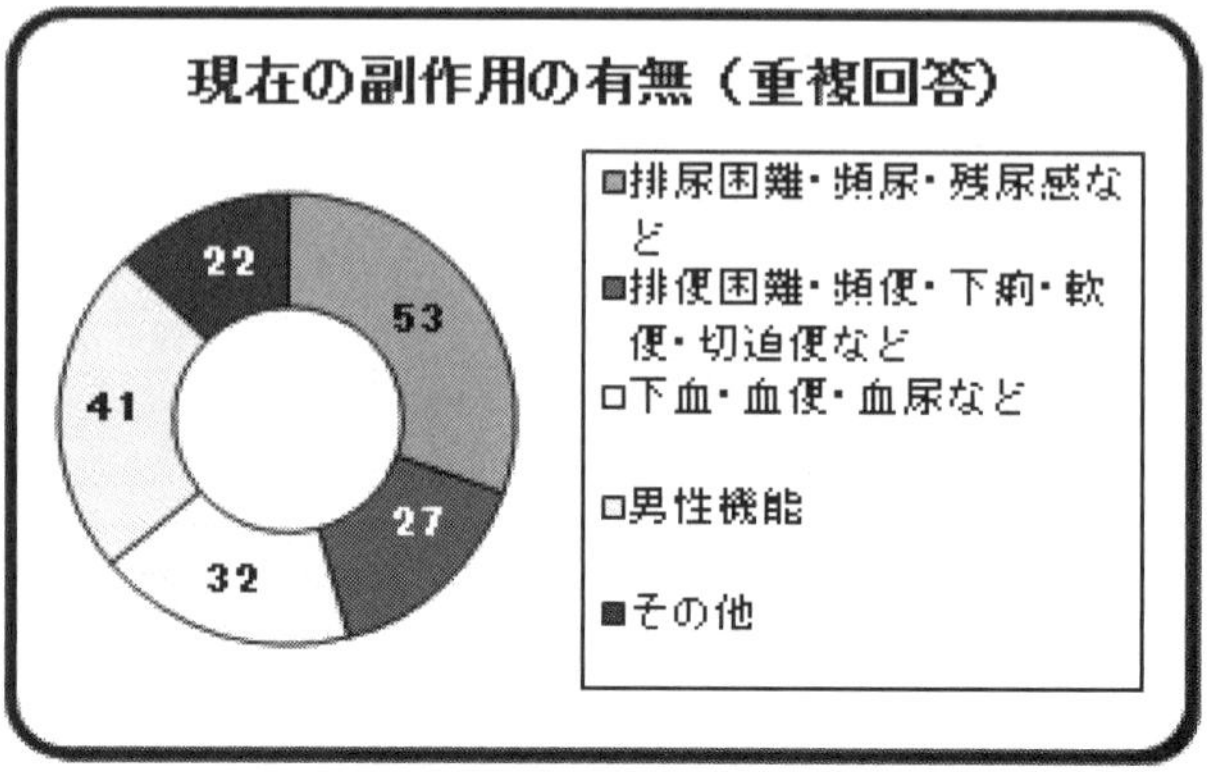

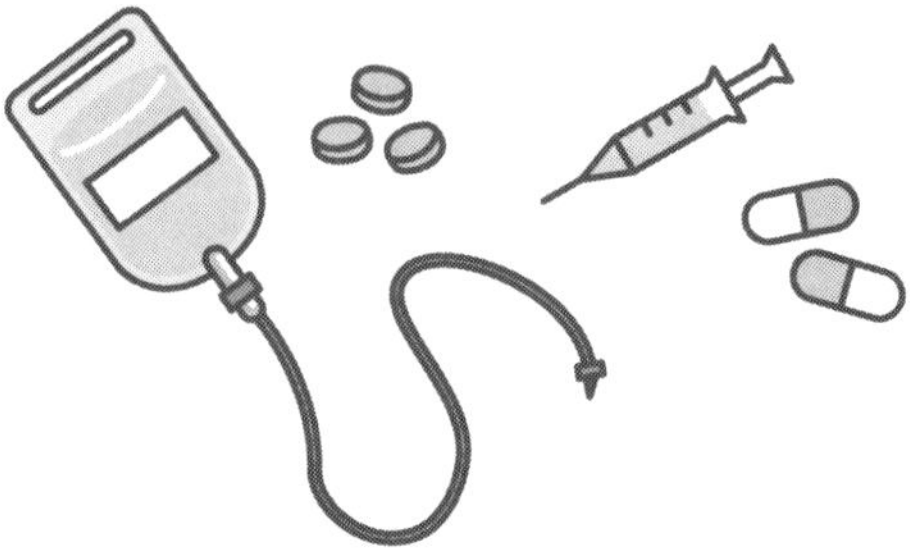

＜各副作用の進行状況＞

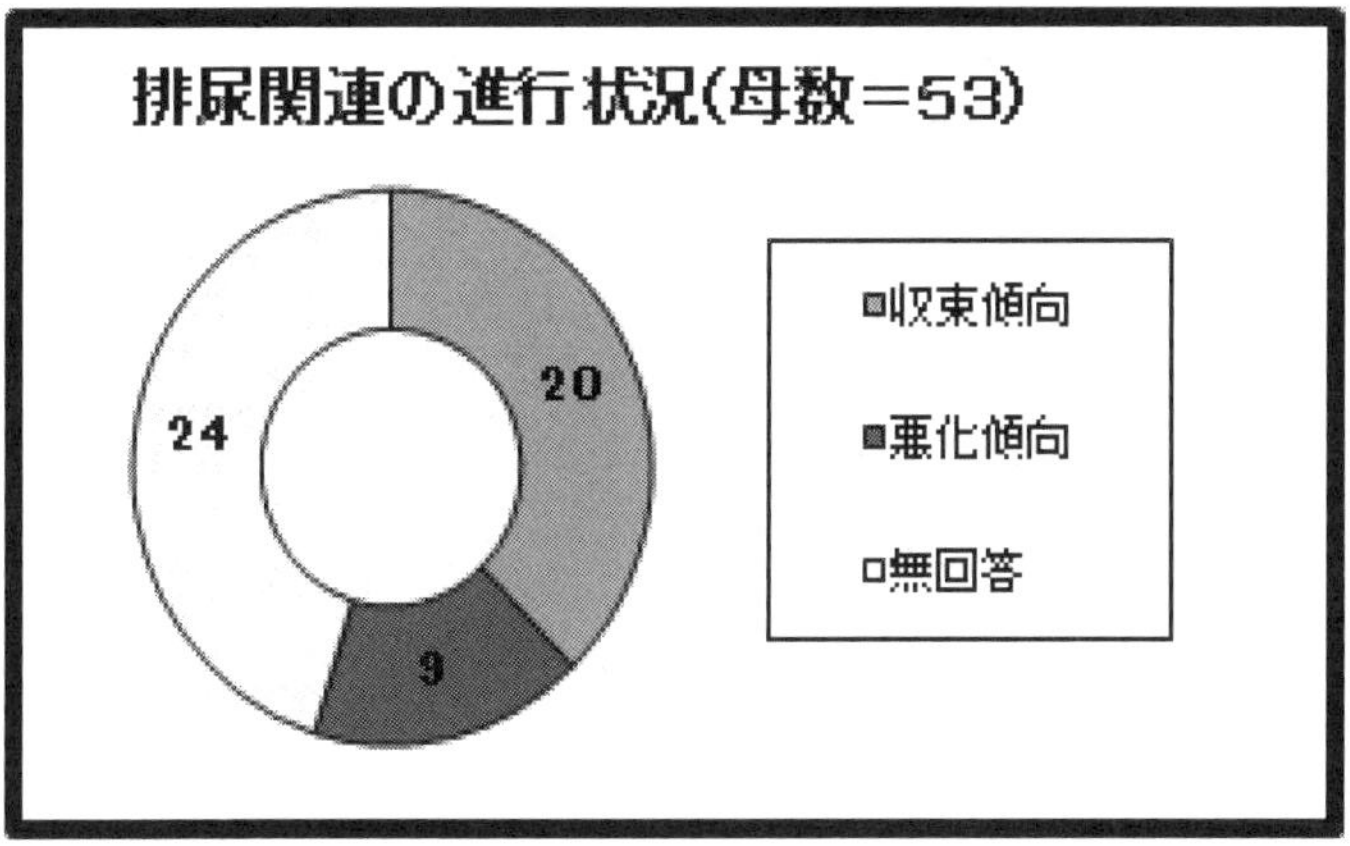

・放尿の始めに若干の痛みあり。
・夜の排尿の初めが困難です。
・尿もれが多くなってきている。
・毎日あり。
・頻尿やや好転、排尿時の血混じり（少ない）も少なくなる。
・利尿剤を飲んでいるためか変わらず。
・頻尿。
・頻尿　夜間2回変わらず。
・就寝中1・5～2時間に1回排尿に起きるので熟睡できない。
・ユリーフ、エビプロスタットを服用中。
・利尿剤を飲んでいるためか変わらず。
・①H25・1・28排尿不能になり尿道パイプ挿入治療。②H25・9・9排尿不能となりパイプ挿入（血塊微粒排出）治療。
・頻尿　夜間4回位、昼間2時間1回。
・変化なし。
・薬　タムスロシン服用中。
・残尿。
・夜間頻尿2～3回。朝方排尿後残尿感あり。1回で出きらない。
・夜間など2時間に1回は起こされて困っていま

す。同じ傾向はずっと続いている。
・以前と同じ（変化なし）。
・2時間間隔にある。
・以前からあり（術前から）。
・中間。
・夜間3回ぐらい排尿。
・治療後変化に。「きれ」が芳しくない。
・排尿困難：治療後15カ月に1回、16カ月に1回。
・排尿困難、頻尿。
・頻尿（治療前から）。
・頻尿、残尿感。
・残尿感少しあり。
・夜1～2回。
・排尿が少ない。
・ただ、前立腺肥大なので少し排尿困難。
・排尿困難から通院してA病院を紹介されトモセラピー治療を受けたが排尿は一向に良くならない。
・尿が夜1回～2回ですが我慢できずトイレに行くまでに漏らす事があります。外出の時は我慢できます。季節の変わりの時に4月、10月ころに。P SA0・036　ICTP7・5　テストステロン4・19。
・常にではないが多々その傾向がある。

・頻尿で少し気になります。
・夜2回残尿感なし。
・排尿痛、頻尿、切迫尿。
・深夜3～4回起きる。
・夜間の排尿特に不安定。1時間～2時間のインターバル。
・時間が過ぎると共に馴みました。
・頻尿。
・夜3～4回。
・全て治療前からもあり、後も同じようにあるので、
・副作用かどうか？　頻尿あり。
・現在も夜間7～8回の頻尿あり（8カ月間）。
・頻尿、残尿感が少しあります。
・前立腺肥大であるため、残尿感があります。
・頻尿：パットを使うが尿漏れ多し。
・残尿感は時々あります。
・◯印。
・尿の排出に5分以上を要す。夜3回～5回位。
・夜、2回程度排尿。1回の量は普通。

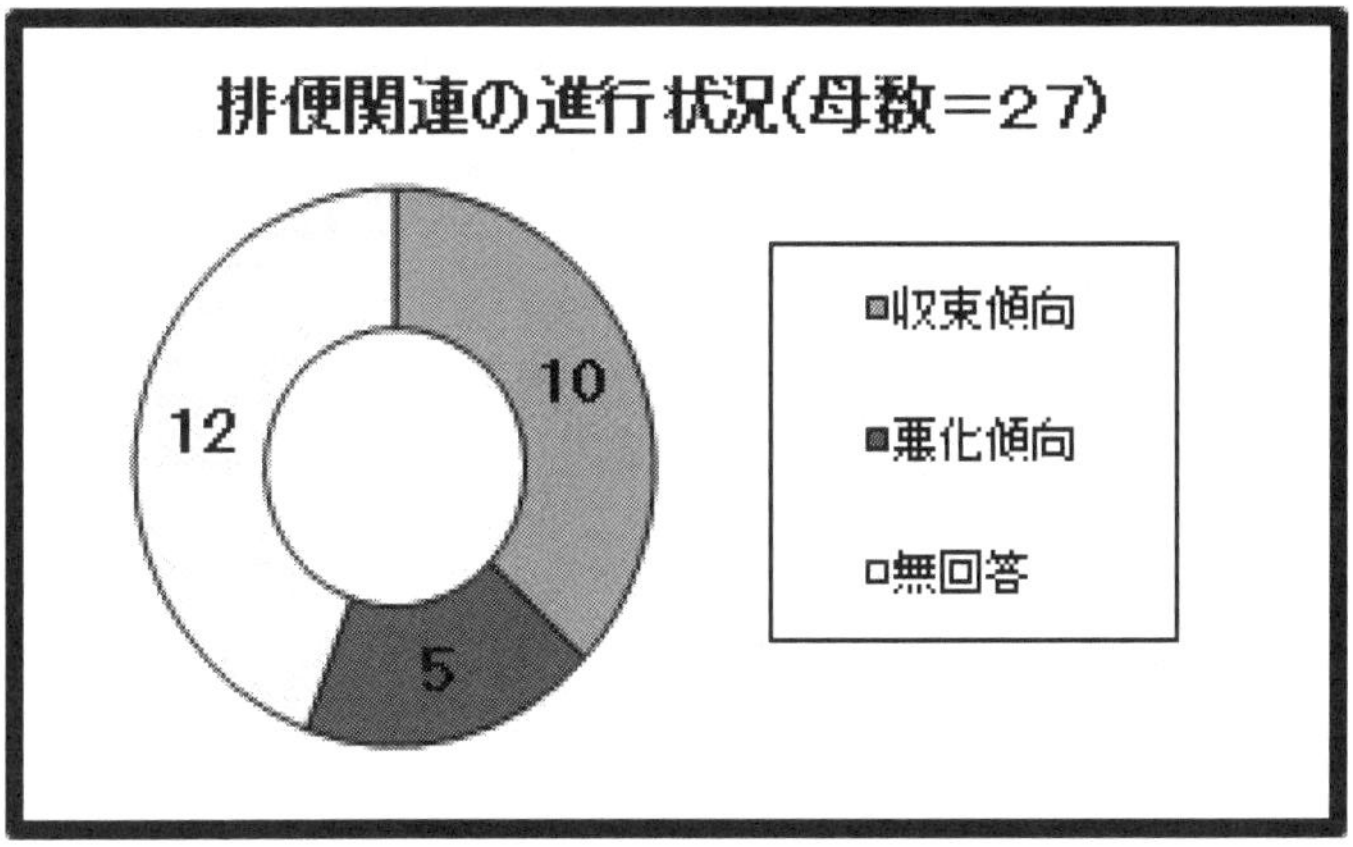

・硬便になりやすいので食物に気をつけている。
・週1回位。
・切迫便治りつつあり。
・下痢（軟便）、切迫便。
・排便管理のため酸化マグネシウム250㎎を毎食後2錠服用。
・軟便。
・ネリプロクト軟膏を沢山もらったが全く使用せず。
・①朝2回排便のパターン化。②軟便。
・○印。
・若干の便もれ。
・薬、カイマックス服用中。
・下痢が頻繁。
・切迫感気味。
・普通便。
・治療後変化なく支障もない。
・副作用として排便困難や諸症状がひどい。特に排便後ガスを出す時に粘液が多く出る。
・常にではなくよくある。
・変化なし　軟便　ポリープとの関連。
・○印。
・1日2～3回の排便で且つ親指大のコロコロした

便。薬を使用しないと通常の排便は困難。
・時間が過ぎると共に馴みました。
・切迫便：気温の変化　特に寒によってあり。
・朝一定時間。
・全て治療前からもあり、後も同じようにあるので、副作用かどうか？
・軟便状態です。
・排便に気をつかっています。マグミットで調整。
・軟便で日に3回～4回。突然もよおして来る。

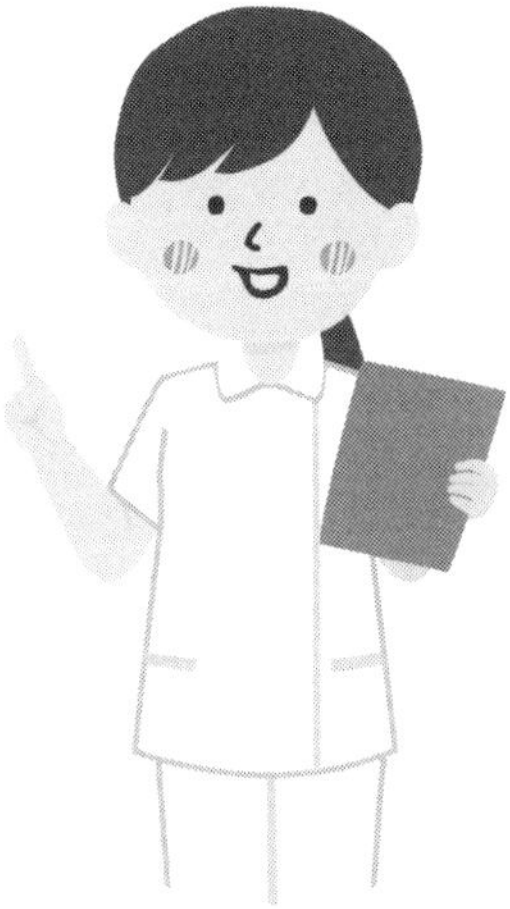

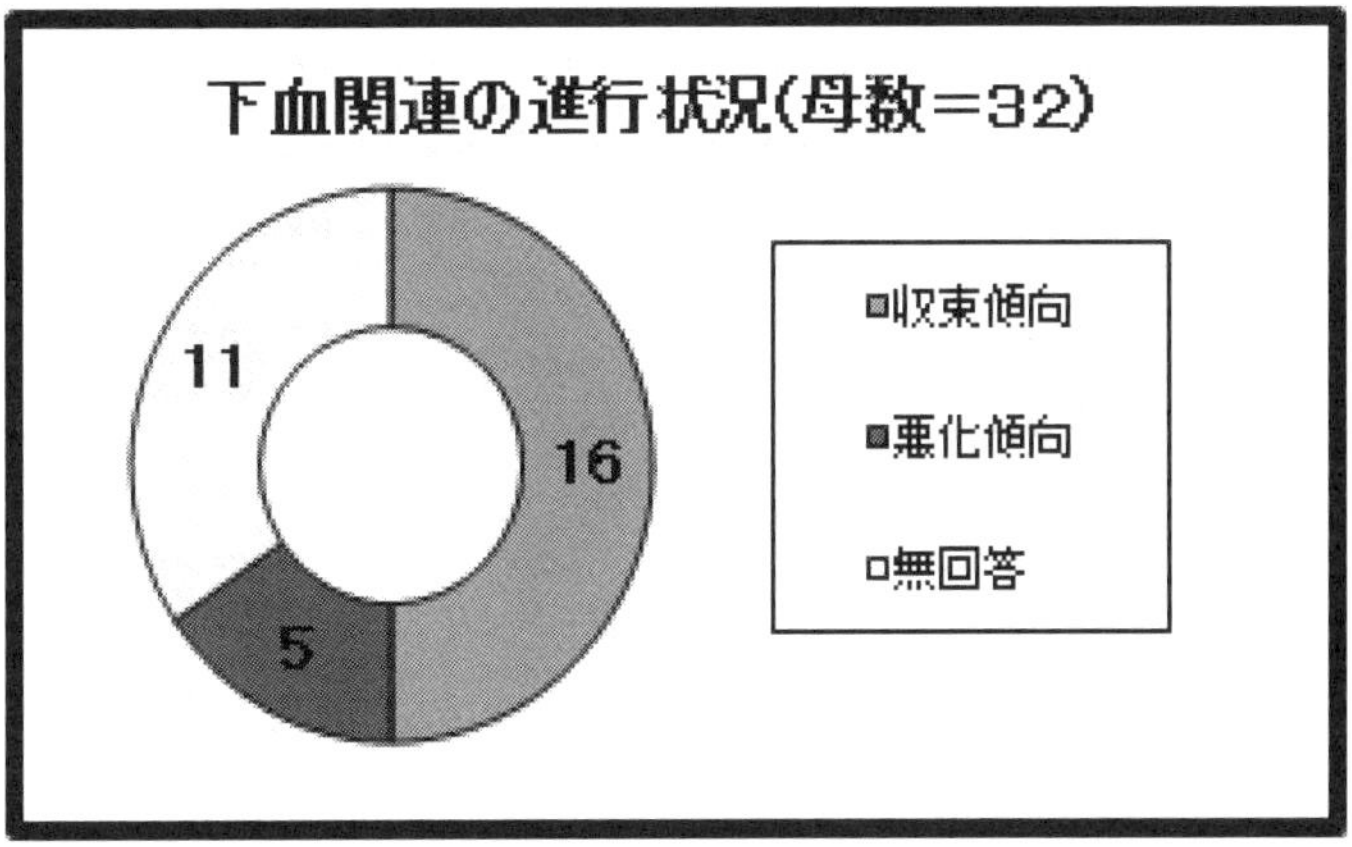

・排便時、出血がみられる。
・下血、血便は続いている。排便時に多い。
・○印。
・ネリプロクトとヘモクロン処方によりやや収まりつつあるが週2～3回は下血あり。
・1年半後より3年5カ月たっても排便後少量。
・治療後3年半経っても止まりません。
・下血、血便。
・下血1回だけあり。
・①血尿は日に1～2回。②血便は毎日。
・治療後3年目位から血便が出始め3年目の後半から4年目にかけて血便に加え下血が月2回位ありました。その後漢方薬（大黄甘草湯）を服用してから出血は稀になり現在全くありません。
・たまにある。
・時々下血あり。
・結腸部に放射線治療による新生血管ができ、そこから出血する。術後6年になるが改善は見られない。出血量は少量。
・中間。
・現在あまりなし。年間1～2回。
・月に2～3回下血あり。すぐに止血する程度。
・血尿：治療後1年～1年半の間に3回。

・血尿。
・下血、血便少々。週に3～4回あり。
・時々便に血がまじる事あり。
・血便：痔が悪化したが今は安定している。
・2～3カ月に1度、多少の出血、紙にピンク。
・時々血便をともなう（現在血液さら～の薬を飲んでいて血便に？）
・食事が取れない。
・多少あり。
・微量（下血） 1カ月に概ね1回程度。
・放射線治療後8カ月で下血始まる。1年後あたりが山場ひどかった。
・5年半でおさまる。
・貧血を起こし4年間で3回輸血をした。鉄その他の点滴も4日間行なう。現在HB13．4 鉄67まで回復した。なお血便については現在もある。
・治療後2年半で凡て治まりました。
・3日に1回位下血がある。
・少々痔ありで直腸？血便あり。
・24年度血便あり、25年度血尿あり。
・2年位血便がありましたが、現在は収束しています。
・健康診断で必ず（＋）（見た目ではほとんど？）。

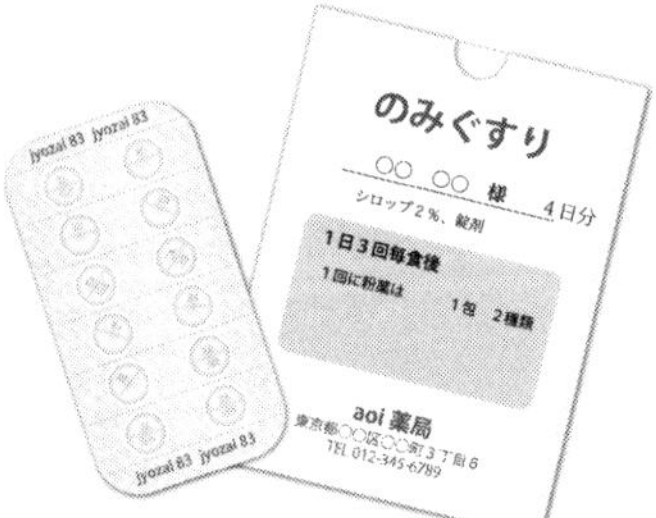

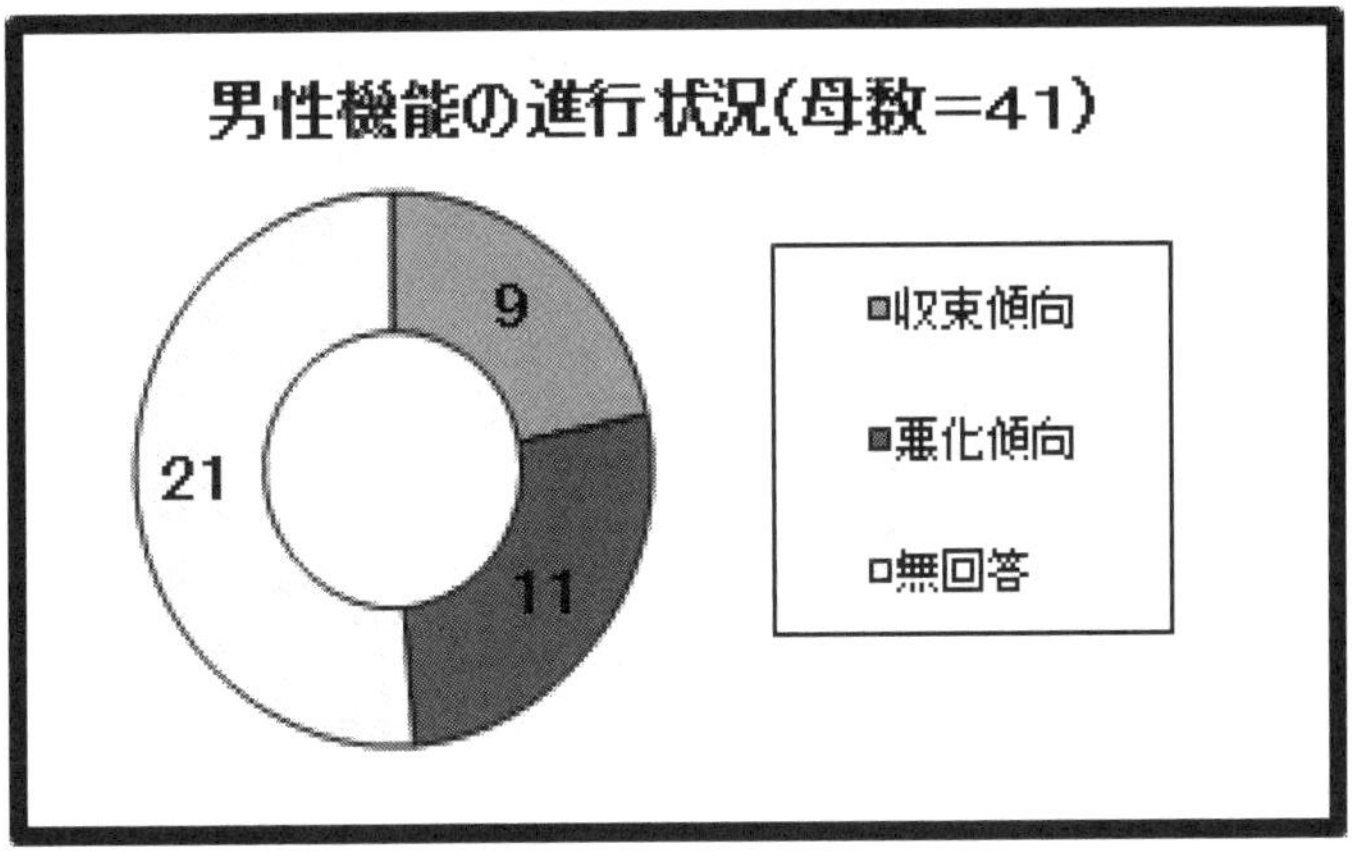

・性交渉がないので意識した事はない。
・男性機能は残っているが射精はあまりない。そこそこ性交ができるようになりました。
・治療以前から不能、年齢（77歳）であり諦観。
・勃起、射精不能。
・2007ホルモン療法後機能0。ここ数年は性欲あるもほとんど勃起なし。
・81歳不能。
・満87歳を超えているので気にすることはない。
・肥大症のため服用しているアポルグ0・5㎎のせいか？
・○印。
・○印。
・シアリス錠で改善。
・機能不全。
・薬でやっとです。
・副作用か年齢的なものか不明。
・手術直後より機能を失い、全く改善は見られない。
・男性ホルモンの快復がなく不能のままです。
・少し機能あり。
・どちらかと言うと劣化傾向。
・無理。
・ＥＤ治療薬出して頂いてます（シアリス）。

・機能は普通だが精液がほとんど出ない。
・泌尿器科にかかってから精力減退。
・男性機能は全然だめです。
・不能。
・○印。
・週2回程度。
・ほとんどなし。
・ダメ。
・3年前前立腺肥大症のオペをしてから全く勃起しない。
・勃起の気力がなくなりました。
・放射線治療を受ける前抗がん剤使用（6カ年間）のため男性機能なし。
・時々？　試してみたい。治療後無し。
・全く低下した（不能とも言える!!）。
・ホルモン剤オダイン服用。
・勃起せず。
・ホルモン治療を併用している影響と思いますが勃起はするけど射精ができない。
・不全。
・年齢的にみて全く不能。
・尿が出なかったり尿が2叉に分かれたりで不十分。
・年齢かなと思っています（75歳）。
・悪化し、全く回復せず（不能）。

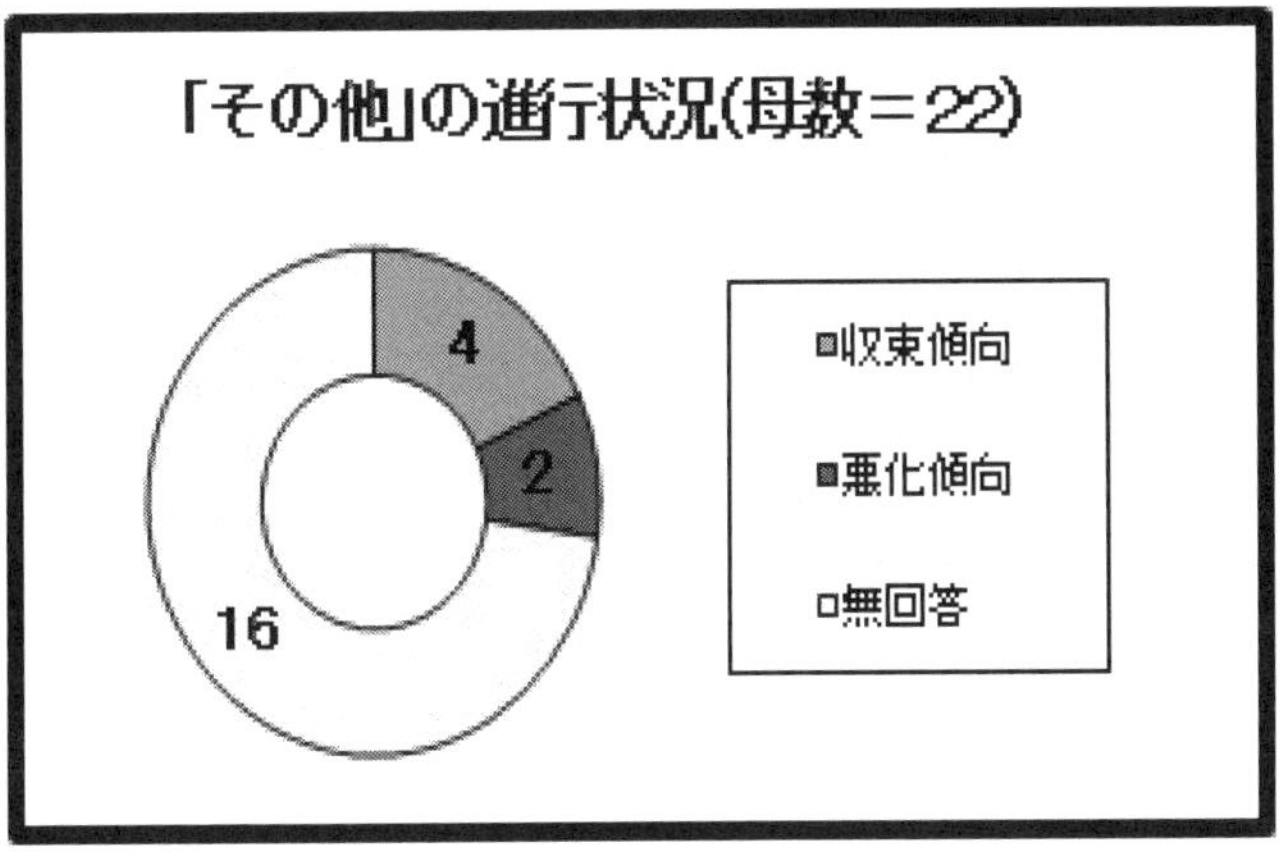

・多汗、冷や汗。
・治療後2年間のホルモン療法を継続中（泌尿器科担当医師の指導）。
・息切れ、体力が減退。
・3カ月に一度近所の病院にて注射、採血、検尿検査は継続している。
・時折尿漏れ。但し昨年2月の頚椎損傷によるものかどうか不明。
・息切れ、体力が減退。
・尿意をおさえると排尿してしまうことがある。
・体重増加のためか転倒右上腕部骨折。
・尿が溜まると切迫感がある。我慢できない状態である。
・現状ではあまり気にしない。
・下血治療のため高圧酸素療法で中耳炎となる。治療により耳はだいぶ快復。
・圧迫痛：ふくらんだ（凸状の）イスには座れない。
・放射線で駄目。リンパに転移。
・痔の気あり。
・多少尿もれ。がまんすると大小同時。
・数位　0・65↓0・93上がる。
・前立腺かどうかよくわからないが、その付近がチクチク痛む（腹痛〈腸〉かも？）。

・4年前大腸がん手術、転移予防のため抗がん剤服用していたが本年より中止。前立腺がんは放射線終了後現在もオダイン・リュープリン服用。最近PSA0・003。

・本年半ばまで血便ありました。サプリメントの血液サラサラ成分EPAを止めるように言われて以降収束しました。

・ホルモン剤はキカない。

・尿意をもよおすと、前立腺に強い刺激感（ひびく）が生じて苦痛である。手や足先にピリピリひびく。

・約3年位前、H先生より前立腺がんのためトモセラピー28回受診したが血便や便痛治療のネリプロクト軟膏やポステリサン軟膏を3年以上使っていたら、肛門及び周囲がタダレ、炎症の激痛が続き座れず、？？も不自由のため、8月より地元？？の肛門科や皮膚科に現在の9月以降も通院中です(アスツールもきかない)。

4．全体的なＱＯＬの変化について

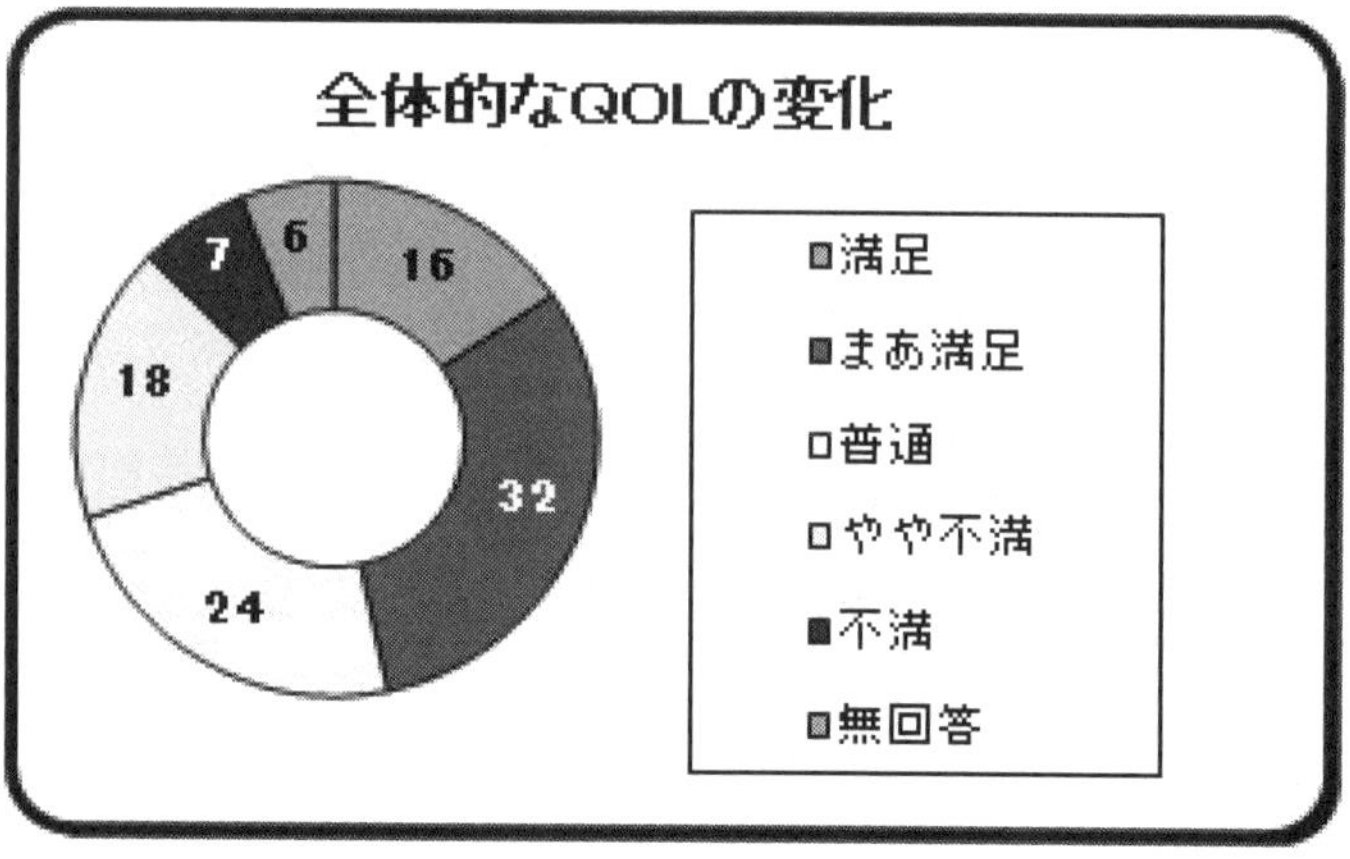

5. 前立腺がんや、放射線治療に関すると思われる余病がありますか？

- 前立腺肥大。
- 下血、血便が続いて気になっているが治療法があったら知りたい。
- 直腸の便秘・下痢のコントロール範囲が狭く?、左睾丸痛、??、膀胱違和感、左下腹部痛など訴えたが、放射線治療のあとの普通の状態と言われた。
- リンパのうつ滞（とどこおり）左足大腿部より脹れている。
- 放射線による直腸の20カ所位の孔より出血が続いている。
- シューブリン（3カ月有効）継続注射、ピカルダンド（カソデックスのジェネリック錠剤）1日1錠継続服用しているのでHbA1cの数値を定期的にチェック。血糖値に注意している。
- 併発している前立腺肥大症の治療法が不明。
- リンパのうつ滞（とどこおり）左足大腿部より脹れている。
- 上記a，b，c。
- 関連の余病はないが、不整脈に悩んでいる。今のところ専門医の治療は受けていない。
- 白血球の減少。特に症状はありません。
- 軽度の痔。ボラザG軟膏を塗ることで収束傾向。
- 軟便が1年以上続いている。
- ?腰痛がひどく歩行（運動）が困難（骨の痛みではないとの事）。
- 現在PSAが再び上昇しており再発の可能性大。それ以外の副作用はなし。
- ①頻尿：昼間は1時間毎、夜間は2時間おきと悩まされている。②男性ホルモンの快復がなく男性機能が不能のままです。
- 泌尿器科で尿道拡張治療を受けている。
- 現在は余病なし。
- 放射線治療により大腸にびらん有り。高気圧酸素治療35回。
- 余病はありませんが、治療期間中はIMRTによる副作用よりホルモン注射（1カ月に1回）、ホルモン剤（毎日1回）による副作用（のぼせ等）がつらかったです。
- 痔が悪化と大腸の一部分のただれ。
- 排便時に下痢が続き腹痛がともなう排便後も腹痛と一緒に腸のねん液が出てきて下着をよごすので外出時には尻に当て布か当て紙で保護する。
- 口内の異常（前立腺がんで放射線治療を受けた知人と同じく唾液が泡状態常に不快感）。
- 尿意を感じてからよく逼迫感におそわれる。頻尿になることがよくある。現在のところナシ。

・排便困難。

・男性廃業。

・グリソンスコア10　ステージはT2cNOMOであるが今のところ、PSA0・002～0・004で安定している。リュープリン注射を辞めたい。

・3．に記したとおり。

・貧血がある。

・男性機能？

・不整脈あり。ワーハリン服用中。毎日1・5mm、（c）の余病あり、医師によると放射線後遺症かワーハリンのいずれかとか、原因は不明、検査は異常なしとのこと。

・前立腺がんの予兆（？）として、長年腰痛足痛がありました。

・排尿以外ありません。

・膀胱内に炎症があり時々尿に血が混じることがある。

・検査予定。

・①陰茎の先辺りに違和感で泌尿器科受診（前立腺炎？）②大腸がん健診で便潜血。内視鏡検査で異常なく、潜血は放射線治療のせいではとのこと。

前記のごとく3年くらい肛門にネリプロクト軟膏やポステリサン軟膏を使っていたら、カンジタ菌発生とかで激痛にて今も皮膚科に通院中。

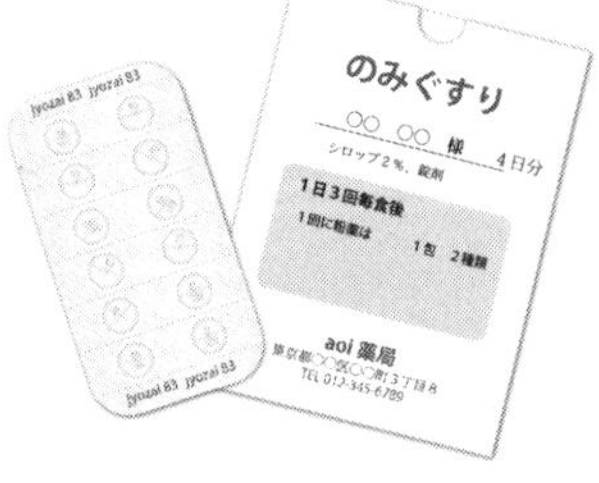

6．前立腺がんの再燃、再発、転移などがありますか？

・N先生の診断では「順調ですね」ということです。
・PSA値が高くなり再燃の可能性あり。
・現在のところ前立腺がんは静まっていると考えている。
・治療後1カ月につきまだ不明。
・再発の可能性大。一旦放射線治療を受けている為、次に打てる手は制約を受ける。
・H21：放射線38回、再発H23：放射線33回、H24・12：リンパに転移。現在ホルモン治療PSA 0・008。
・PSAが測定ごとに上がり副作用が多くなり現在排尿時に下痢と血便を共に腹痛を起こす。
・頚椎に転移の疑いあり要注意中。
・目下PSAは極めて低くMRIも安定しているが、骨転移再燃が将来 あるのか否か。
・3．に記したとおり。
・今なし。少々数位上昇心配。
・経過3カ月でまだよくわからない。PSAの値↓ホルモン療法開始前4・3、後0・031↓放射線直前0・031、3カ月後0・074。
・MRI検査の結果では再発転移などありません。
・検査予定。転移を心配している。
・平成22年秋トモセラピー（H先生）受け、3カ月そして現在は6カ月ごと通院していますがPSA 0・003くらい。

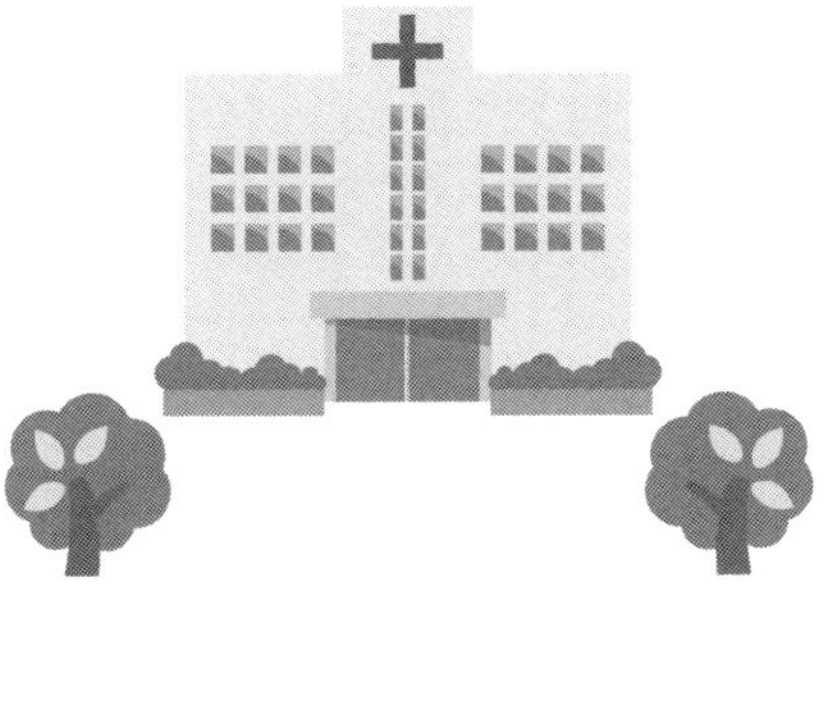

7.「前立腺がん患者会」全体に関してのコメント

・いつもご丁寧なご案内有難うございます。担当者の皆様のご労苦に　厚くお礼申しあげます。今後ともよろしくお願いいたします。

・続けて患者会には出席したいと思っています。

・治療経験者の体験交流により安心感や希望が持て感謝している。このアンケート集計結果に期待します。

・今後も活動を希望します。今回は所要で出席出来ないのが残念です。

・9月に直腸がんと右尿道のつまりがあり、D病院に10月31日入院手術予定。

・患者会は必要です。6年前自分の時、この会があったら大分不安が解消されたことと思います。

・初の会合なのでコメントできず。

・諸活動ご苦労さまです。

・いつもご苦労さまです。

・初めての参加です。

・今後とも、情報交換の場として大変有意義だと思っています。

・やはり医師も出席し、副作用への対応対処につき指導されるべきでは。

・お世話役のご活躍に感謝。

・会運営には経費がかかります。なんらかの会員会費を求めてはいかがか。任意負担又は寄付という方法も。

・たまには先生の講演やアドバイスを聞きたいです。

・初参加のためコメントは特にありません。ただしご案内メールの利用はいかがでしょうか。

・幹事さんは大変でしょうがよくやっていると思います。お手伝いしたいと思っていますが老々介護で残念ですができません。

・今後「前立腺がん患者会」の運営を継続するために、会費の徴収をご検討頂きたいと思います。

・情報に感謝しております。参加（出席）できてなく申し訳ない。

・良い会合であると思う。是非続けて欲しい。

・皆様のお話が大変参考になります。

・役員の方ご苦労さんです。今までどおりお願いします。

・良い活動です。治療後の経過状況の統計的結果は貴重です。是非知りたいです。

・がん再発にしろ、副作用にしろ5年・10年と長期に渡って影響が出るものです。放射線治療を私と同時期に受けた方の現状を知りたいと思います。

・治療を同時期に受けた人同士のグループ討論を希

望します。
・有意義な集まりと思っております。
・参考となる会で感謝しています。
・交流会の開催内容について専門医の話が聞きたい。
・毎年やって欲しいです。
・関係者方に感謝いたします。
・参考になる体験事例や情報をうかがうことができ有意義と感じている。是非今後も継続していただきたい。
・私は遠いためなかなか出席できませんがすばらしい事だと思います。
・普通の会員として参加したい（今回10／31は欠席）。
・できるだけ参加するようにしています。
・治療後の心のよりどころとして会の存在がありがたいです。
・大変よい会です。長く続けてください。
・患者会事務局及び幹事の皆様の活動に感謝しております。
・とても有難い会です。今後ともご案内をお送り下さい。幹事の皆様ありがとうございます。
・①患者会を土日にして欲しい。②患者会の様子を議事録にしてフィードバックして欲しい。③ホームページでこのアンケート結果が出ているのであれば、それをちゃんとアナウンスして欲しい。
・種々アンケート調査後の集計データとPSA?毎年????推移を患者会を通してもらいたい。今回の3，4，5，6をまとめてアンケート集計を知らせてください。
・会員から出る体験、事例を多く聞きたい（自分の症状と比べたい）。ご苦労様です。
・自分の悩みが皆さんと同じであり、また、自分の場合良好であると感謝しております。
・次回は放射線科の先生の講演または交流会参加を希望します。
・とても良い会と思います。
・いつも再発を心配しています。この点にしぼって皆さんのお考えを聞きたいと思います。
・患者会の代表、幹事の方に感謝致します。
・今後とも宜しくお願い致します。
・24年5月~6月36回76クール。トモセラピーで照射済。遠方なので「前立腺がん患者会」の会合の出席は遠慮したい。
・治療後の推移を知りたい。

・今回も参加できませんが皆様と一緒に頑張って病気に向かっていくつもりでおります。大変と存じますが会の発展を願っております。
・初めての参加で様子がわかりません、出席しているうちに様子がわかるかも。
・極力参加したいが一人企業の為、日時関係有り。交流会の開催に関し、幹事さん、A病院職員の方々に感謝しております。
・アンケート結果を取りまとめたレポートを要望します。
・いつもお世話になっております。
・経験談が聞かれるこの会は大変喜ばしいことです。
・患者同士が自由に話し合える場があるのは良いと思います。
・よくわからない。
・今回は先約があり欠席します。今後前立腺がん及び放射線治療の専門医のお話しも入れてください。今後ともこの会の継続をお願いします。
・今後共患者会を催して頂きたいと希望しています。
・治療を受けた多くの仲間の状況や医師による専門的な話しが聞けて有難い。悪化した事例を含め、経過の統計的な説明と再発の場合の治療方法、経過等の説明もお聞きしたい。
・あくまでも前立腺がん、またはその他のがんについて専門の先生より素人にも理解できるよう、わかりやすく説明願いたし。また患者自身の不安や心配を受け止めて欲しい。患者会の会員様から大変ですが年会費として1000円～2000円いただいたらよい。大変とは思いますがドクター中心にて理解しやすく安心させる組織を!!

おわりに

以前、前立腺がんの話題になったとき、友人からこんな話を聞きました。「弟に前立腺がんが見つかった際、医師から『放射線治療を受けると、楽しみになさっている初孫を抱くことは出来ないから、手術療法にした方が良いですよ』と言われて手術した」と言うのです。「放射線治療法の話をもっと早く聞かせてもらっていたら参考にできたのに」とも言われました。以来、患者の立場に立った本の必要性を、より強く感じるようになったのです。

今から3年ほど前に、患者予備軍の人たちが知りたいと思うこと、すなわち、放射線治療を選択した経緯、治療時の苦労話、治療費、副作用等を私なりにまとめた質問事項をアンケート用紙にして、「前立腺がん患者会」の幹事の皆さんに答えてもらいました。患者それぞれ、いろいろな考え方がありますので、ひとつの答えだけでなくいくつか併記し、それをQ＆Aとして取りまとめました。それが本書を作成しようと思った原点になります。

「本にするなら、患者さんの体験談もあった方が良い」とのご意見を、東大病院放射線治療部門部門長の中川恵一先生から頂き、さっそく患者会の皆さんにお話をして、6人の方に体験記を寄せて頂きました。治療法を決断するに際して、最初から放射線治療法だけを選択した人、医師から手術を勧められたものの、悩みに悩んで放射線治療法に辿りついた人、人それぞれ経緯は異なりますが、放射線治療法を選択して良かったと思った方が大半でした。皆さんが、「早期発見・早期治療」の重要性を述べておられます。

また、出版社の株式会社日本地域社会研究所の落合英秋社長から、患者会の人たちの座談会も載せた方が、読者の皆さんの参考になると思うとの意見を頂いたことから、患者会の5人の方に居酒屋の個室に集まって頂いて、少しアルコールを交えながら本音トークを行ない、座談会として取りまとめました。

患者側の話だけでなく、放射線治療医の澤柳医師と中川部門長に、「前立腺がんについて」と題して、前立腺がんの話・放射線治療法の話を、わかりやすく説明して頂きました。男性だけでなく、女性にも、前立腺がんはどのような病気なのか、どんな治療法があるのかを知る参考になると思います。

この本をまとめるに際して、東大病院放射線治療部門の澤柳医師及び中川部門長、「前立腺がん患者会」の伊佐和巳氏及び木下勝栄氏、株式会社日本地域社会研究所の落合英秋社長、編集担当の八木下知子さん・矢野恭子さんに、多大な協力を得ることができて出版に至ったことを深く感謝します。

２０１８年12月

前立腺がん患者会　代表

小野　恒

協力者

中川恵一（東京大学医学部付属病院放射線科治療部門部門長）

澤柳　昂（東京大学医学部付属病院放射線治療部門医師）

市川太郎（仮名）
1955 年生まれ。放射線治療開始年齢 60 歳、現在治療後 3 年

小野　恒
1949 年生まれ。放射線治療開始年齢 62 歳、現在治療後 7 年

小泉良治
1936 年生まれ。放射線治療開始年齢 72 歳、現在治療後 11 年

木下勝栄
1945 年生まれ。放射線治療開始年齢 62 歳、現在治療後 11 年

高岡誠一（仮名）
1953 年生まれ。放射線治療開始年齢 62 歳、現在治療後 3 年

立原　伸（仮名）
1953 年生まれ。放射線治療開始年齢 63 歳、現在治療後 2 年

津川典久
1957 年生まれ。放射線治療開始年齢 59 歳、現在治療後 2 年

松浦正忠
1936 年生まれ。放射線治療開始年齢 76 歳、現在治療後 6 年

松崎克夫
1941 年生まれ。放射線治療開始年齢 72 歳、現在治療後 5 年

前立腺《ぜんりつせん》がん患者《かんじゃ》が放射線治療法《ほうしゃせんちりょうほう》を選択《せんたく》した理由《りゆう》

2019年1月17日　第1刷発行
2025年2月　2日　第4刷発行

監修者　中川恵一《なかがわけいいち》
編　者　前立腺《ぜんりつせん》がん患者会《かんじゃかい》
著　者　伊佐和巳《いさかずし》　小野恒《おのひさし》　小泉良治《こいずみりょうじ》　木下勝栄《きのしたかつえい》
　　　　津川典久《つがわのりひさ》　松浦正忠《まつうらまさただ》　松崎克夫《まつざきかつお》
発行者　落合英秋
発行所　株式会社 日本地域社会研究所
　　　　〒167-0043　東京都杉並区上荻1-25-1
　　　　TEL（03）5397-1231（代表）
　　　　FAX（03）5397-1237
　　　　メールアドレス tps@n-chiken.com
　　　　ホームページ http://www.n-chiken.com
　　　　郵便振替口座 00150-1-41143
印刷所　中央精版印刷株式会社

ISBN978-4-89022-234-6